Como desenvolver a autodisciplina para se exercitar

Técnicas e estratégias práticas
para desenvolver o hábito de
praticar exercícios físicos
pelo resto da vida

por Martin Meadows

Inscreva-se em minha newsletter

Eu gostaria de manter contato com você. Inscreva-se em minha newsletter e você saberá sobre meus novos lançamentos, receberá artigos gratuitos, poderá concorrer a prêmios e receberá outros e-mails valiosos de mim.

Aqui está o link para você se inscrever: http://www.profoundselfimprovement.com/ptnews

Índice

Prólogo

Imagine que há uma pílula que melhore sua capacidade de resistir às tentações e perseverar. Sua vida agora é muito melhor porque é muito mais fácil alcançar seus objetivos. A pílula também oferece outros benefícios como:

- uma diminuição significativa no estresse e no sofrimento emocional,

- redução no consumo de cigarro, álcool e cafeína,

- uma alimentação mais saudável,

- controle emocional melhorado,

- aumento da presença em compromissos e da manutenção das tarefas domésticas,

- um aumento no monitoramento de gastos,

- melhora nos hábitos de estudo.

Não há efeitos colaterais, e está amplamente disponível em todos os lugares aonde você vai, de forma gratuita ou a um preço muito baixo. Quantas pílulas você gostaria de comprar hoje se ela existisse?

Bem, isso realmente existe, embora não em forma de pílula. É chamado de *exercício físico*. Todos os benefícios listados acima provêm de um estudo australiano de 2006 com 24 indivíduos sedentários, com idades entre 18 e 50 anos, que se exercitaram regularmente por um período de 2 meses (apenas uma vez por semana durante o primeiro mês e três vezes por semana durante o segundo mês) [1], e esse é apenas um de centenas, senão milhares, de estudos que exploram os efeitos positivos da atividade física.

Não há dúvida de que a atividade física regular não é uma opção – é uma necessidade para sua mente e seu corpo.

A pílula mencionada acima se tornaria instantaneamente um sucesso de vendas mundial. Infelizmente, o exercício não vende tão bem. A *National Health Interview Survey* (NHIS) dos Estados Unidos, publicada em 2014, mostra uma imagem terrível. Entre os adultos de 18 anos e mais, 30,2% dos americanos são considerados inativos em relação às diretrizes de atividade aeróbica, e 19,8% deles são insuficientemente ativos[2].

Além disso, apenas 3,2% estavam de acordo com as diretrizes de fortalecimento muscular, 28,5% estavam de acordo com as diretrizes de atividade aeróbica e apenas 21,4% estavam de acordo tanto com as diretrizes de atividade aeróbica quanto com as de fortalecimento muscular.

De acordo com um estudo de 2009[3], a segunda barreira mais comum ao hábito de praticar exercício físico (logo após a falta de apoio) foi a falta de força de vontade. Aqui reside a dificuldade de estimular o exercício físico – algo que demanda tempo e esforço – quando o comparamos com uma pílula que gera resultados imediatos.

Felizmente, apesar de a pílula mágica não existir, o exercício existe. Também não é tão difícil inseri-lo em sua vida a ponto de ser preciso esperar o surgimento de uma pílula dessas. Você só precisa de técnicas e estratégias práticas comprovadas para desenvolver o hábito de se exercitar.

Como autor de livros como *Como desenvolver a autodisciplina: Resista a tentações e alcance suas metas de longo prazo* e *Autodisciplina diária:*

Hábitos e exercícios diários para desenvolver a autodisciplina e alcançar seus objetivos, a autodisciplina é a minha principal especialidade.

Eu quero ajudá-lo a superar as barreiras mais comuns para tornar o exercício uma parte de sua vida e, finalmente, desenvolver um hábito permanente para que você possa se tornar mais saudável, mais vibrante e alegre, e possa desfrutar de outros benefícios que o exercício físico regular proporciona.

Nas páginas a seguir, você aprenderá:

- como ter motivação para se exercitar. Exploraremos em profundidade três tipos diferentes de motivação, mais dois tipos opostos de motivação, e como eles podem ajudá-lo a se tornar mais ativo. Também abordaremos estratégias práticas para lidar com a procrastinação;

- como encontrar tempo para se exercitar, que é uma razão comum pela qual as pessoas estão inativas. Você aprenderá sobre a troca terrível que está fazendo quando não se exercita por falta de tempo. Você também aprenderá quando se exercitar e inúmeras maneiras não óbvias de ter mais tempo para a prática de atividades físicas;

- como se manter motivado a se exercitar. Muitas vezes é fácil começar, mas é difícil continuar. Você aprenderá uma grande variedade de formas de melhorar a motivação, como fazer uma pausa e não destruir seu hábito de exercícios, e também descobrir como prevenir lesões, reduzir a dor e melhorar a recuperação para que você não possa criar desculpas por causa da dor;

- como gostar de praticar exercícios. Em todo o livro, há dicas espalhadas sobre como apreciar o exercício físico, mas, nesse capítulo, nos concentraremos inteiramente no conselho mais simples (e mais eficaz) que provavelmente transformará a sua atitude em relação ao exercício (se você sempre teve problemas para manter o hábito de se exercitar regularmente, é possível que você seja vítima dessa abordagem ruim, muitas vezes valorizada nas academias);

- como lidar com outras questões relacionadas ao exercício, como se relacionar com outras pessoas, gerenciar suas expectativas relacionadas à atividade física e lidar com o desconforto, a autocrítica e a sensação embaraçosa de visitar a academia pela primeira vez ou tentar um novo esporte.

Se você não se exercita há muito tempo, é provável que tenha passado a acreditar que o exercício não é para você ou que você não é forte o suficiente – mental ou fisicamente – para agir com base no conhecimento deste livro.

Felizmente, nada poderia estar mais longe da verdade, e há formas simples – embora nem sempre fáceis – de corrigir essa atitude. Quando reunidos e colocados em prática, os seis capítulos deste livro – apoiados por mais de 80 referências a estudos científicos e especialistas dignos de crédito – o ajudarão a formar um novo hábito e a gerar uma das mudanças mais importantes que você fará em sua vida.

Vamos começar agora a nossa jornada de aprendizagem.

Capítulo 1: Como ter motivação para se exercitar

Se você é como a maioria das pessoas e tem dificuldade para se motivar a praticar exercícios, saber que a atividade física faz bem para você não significa nada. Você precisa de algo mais para inspirá-lo a sair do sofá e movimentar o seu corpo, mas não sabe ao certo o quê.

De todos os desafios relacionados ao desenvolvimento do hábito de se exercitar regularmente, a tarefa mais difícil provavelmente é começar. Por esse motivo, este capítulo tratará exatamente de como superar a preguiça ou a relutância para começar a se exercitar.

Iniciaremos com três tipos diferentes de motivação e a forma como elas podem ajudar você a começar a se exercitar. Além de discuti-las, falaremos sobre as motivações *Push* e *Pull* e como a maioria das pessoas escolhe o "P" errado e desiste quando enfrenta obstáculos.

Em seguida, abordaremos uma das ideias mais poderosas que existem para se motivar a praticar uma atividade física e continuar se exercitando. Com esse truque simples – mas ligeiramente desconfortável – você conseguirá praticar bastante exercício.

Por último, mas não menos importante, avançaremos para a questão da procrastinação e como finalmente parar de adiar os exercícios físicos. É complicado começar a se exercitar se você tiver o hábito de deixar tudo para depois. Você aprenderá a tornar a atividade física um comportamento automatizado para que não tenha que exercer sua força de vontade sempre que precisar ficar ativo.

Sem mais delongas, vamos começar discutindo os três tipos de motivação: extrínseca, intrínseca e pró-social.

Motivação extrínseca

A motivação extrínseca é um tipo comum de motivação, mas geralmente não funciona tão bem como as pessoas esperam. Ela está relacionada com a motivação proveniente do resultado que você quer alcançar[4]. É orientada a acontecimentos, focada na recompensa no fim do caminho.

A competição é um exemplo de motivação extrínseca. Você não compete apenas pela atividade em si (por exemplo, jogar tênis), mas para vencer a competição e receber um troféu.

A motivação extrínseca consiste tanto em recompensas quanto em punições externas. No exemplo mais clássico, um aluno consegue uma boa nota por ir bem em uma prova e uma nota ruim quando vai mal.

Quando aplicada ao exercício, a motivação extrínseca orientada a recompensas pode assumir a forma de:

- seu peso (um número na balança pode ser surpreendentemente gratificante);

- circunferência abdominal;

- status (direito de se gabar, causar inveja);

- chamar a atenção de alguém (uma pessoa que perde peso para atrair um potencial parceiro sexual);

- modismo (algo como ioga, que está na moda e você quer fazer também).

A motivação extrínseca orientada à punição pode assumir a forma de:

- evitar doenças relacionadas à obesidade e/ou a um estilo de vida sedentário;

- evitar a discriminação por ser uma pessoa acima do peso;

- ceder à pressão de um familiar, amigo ou colega;

- perder uma oportunidade de trabalho;

- prestação de contas (Ex.: uma aposta de R$ 500,00 se perder x quilos).

Para a maioria das pessoas, a motivação extrínseca é a principal fonte de motivação para começar a praticar exercícios. Elas querem ter um corpo bonito, evitando a dor de ser "aquele" cara ou "aquela" garota, ou então querem impressionar os outros (por exemplo, em uma reunião da turma da escola).

Um bom exemplo de motivação extrínseca é a prestação de contas (discutido mais adiante). Introduzir o hábito da prática regular de exercícios pode fazer maravilhas quando planejado da maneira certa.

Outras maneiras de se motivar externamente, como ter status ou evitar doenças, são menos eficazes. No primeiro caso – fazer algo por status – o primeiro obstáculo provavelmente diminuirá a sua motivação. No segundo caso – evitar doenças – geralmente é muito difícil continuar visualizando os potenciais riscos de não se praticar exercícios, a menos que você tenha recebido um sério aviso do seu médico. Infelizmente, a motivação extrínseca só dura enquanto a recompensa ainda estiver presente ou enquanto a ameaça da punição for real. O momento em que você alcança seu peso ideal geralmente é quando você perde a motivação para continuar se exercitando. Afinal, você já alcançou o seu objetivo.

Além disso, pesquisas mostram que a motivação extrínseca geralmente é uma fonte fraca de inspiração.

Um estudo de 2005 sobre motivadores extrínsecos e intrínsecos mostra que a motivação extrínseca levou a um menor desempenho no trabalho do que a motivação intrínseca[5].

Outra análise em 2012 com mais de 200 mil funcionários do setor público dos EUA mostrou que usar o dinheiro como motivador foi menos eficaz do que usar uma paixão ou um desafio[6]. Nessa análise, a motivação intrínseca foi três vezes melhor do que a motivação extrínseca.

Alternativamente, do ponto de vista da perda de peso, um estudo de 2012 sobre incentivos financeiros para o emagrecimento mostrou que pequenos incentivos financeiros (US$ 5,00 por porcentagem do peso inicial perdido) não aumentaram a motivação, enquanto a motivação autônoma (fazer algo por vontade de melhorar a si mesmo) foi consistentemente associada a perdas de peso maiores[7].

Isso significa que a motivação extrínseca é inútil? Não necessariamente. Ela não se sustenta sozinha, mas pode ser usada junto com a motivação intrínseca e/ou pró-social.

Se quiser usar a motivação extrínseca como inspiração para prosseguir, é melhor se concentrar em coisas que sejam muito importantes para você. Se você é obcecado por carros esportivos e prometeu a si mesmo que comprará um novo Porsche quando perder 15 quilos, esse tipo de motivação extrínseca será mais forte do que comprar um carro novo só porque você acha que vai impressionar alguém com ele. Ainda assim, você deve usar esse tipo de motivação como um motivador adicional, não como o único.

Motivação intrínseca

Se a motivação extrínseca trata dos fatores externos que você não pode controlar, a motivação intrínseca consiste no que está dentro de você. Ou seja, ela envolve o desejo de procurar novos desafios, melhorar-se, obter mais conhecimento ou avaliar suas habilidades[8].

A motivação intrínseca é duradoura e, provavelmente, não deixará de existir quando você enfrentar desafios difíceis de superar. Ela também é autossuficiente, o que significa que não há nada além de você que a afete.

Alguns dos motivadores intrínsecos mais comuns incluem:

- o desejo de melhorar a si mesmo (ex.: aprender uma nova habilidade, sentir-se mais forte);

- prazer na ação (ex.: o bem-estar de correr ou jogar tênis);

- desafio ou avaliação de suas capacidades (ex.: fazer uma escalada difícil);

- autoexpressão e criatividade (ex.: desenhar, criar uma música).

É fácil encontrar motivações extrínsecas (melhorar a aparência, ganhar mais dinheiro, alcançar status), enquanto que a motivação intrínseca é menos tangível e mais difícil de descrever e quantificar.

Mas, no fim das contas, é como a diferença entre se sentir confiante em um carro de luxo e se sentir confiante por acreditar em si mesmo. Um carro caro pode ajudá-lo a se sentir mais confiante, mas é um fator externo que pode ser tirado de você, levando com ele todas as vantagens, como uma maior autoconfiança.

Se você deseja ampliar suas chances de formar um hábito regular de exercícios, é necessário ter pelo menos um poderoso motivador intrínseco.

A maneira mais simples de encontrar esse motivador é descobrindo uma atividade física que você goste de praticar. A maioria das pessoas que tem dificuldades em se exercitar se força a ir à academia ou a participar de aulas ginástica que elas odeiam. O que estão fazendo é o oposto total da motivação intrínseca.

Adquirir o hábito da prática regular de exercícios começa com a descoberta das atividades das quais você gosta, que você praticaria mesmo que não oferecessem recompensas externas, como uma melhor aparência.

Para fortalecer ainda mais sua motivação intrínseca, tente escolher uma atividade física que ensine uma habilidade nova e desafiadora. Assim, você somará o prazer da atividade ao desejo de melhorar e se desafiar, levando a uma forte combinação de motivadores intrínsecos.

Por exemplo, o esporte que eu escolhi é a escalada. Esse tipo de atividade física não é apenas divertido (o que é suficiente para alimentar a motivação de me exercitar regularmente), mas também me forçou a aprender uma nova maneira de mover meu corpo, expressando meu estilo individual através da escalada. Eu constantemente me desafio, tentando rotas cada vez mais difíceis.

É um desafio físico e mental perfeito para uma motivação duradoura. Os benefícios adicionais – um melhor condicionamento físico e mais força – são apenas uma ótima vantagem, não os objetivos finais em si mesmos.

Agora pense em sua aula tradicional de ginástica de 60 minutos, com exercícios que você odeia, e me diga se há um mínimo de motivação intrínseca nisso. Como a escalada pode não ser sua escolha, tente encontrar algo que você possa apreciar tanto quanto ou até mais.

Em 1997, pesquisadores da Universidade de Rochester e da Universidade do Sul de Utah realizaram um estudo sobre a motivação intrínseca e a adesão ao exercício físico[9]. Um grupo de participantes fez aulas de Tae Kwon Do enquanto o outro grupo frequentava aulas de aeróbica.

O primeiro grupo aderiu à sua rotina de atividade física melhor do que o segundo. Identificou-se que eles se concentravam no prazer, na competência e na interação social – os três sendo motivadores intrínsecos comuns para a prática de exercícios.

Como os cientistas observaram: "Apesar do fato de que as pessoas citam principalmente razões extrínsecas para o exercício físico, a motivação intrínseca continua sendo um fator crucial na atividade física sustentada".

As implicações do estudo são claras e suportam os conselhos previamente compartilhados. Nas palavras dos cientistas: "Uma vez que a diversão prevê frequência e adesão, praticar exercícios ou atividades físicas mais intrinsecamente motivadoras (ou seja, divertidas, desafiadoras) pode ser um meio viável para aumentar a persistência".

Motivação pró-social

A motivação pró-social é o último tipo de motivação e geralmente é deixada de fora quando as pessoas discutem os tipos de motivação.

O professor Adam Grant, autor best-seller de *Dar e Receber. Uma Abordagem Revolucionária Sobre Sucesso, Generosidade e Influência*[10], descreve esse tipo de motivação como "um desejo de beneficiar outras pessoas e grupos"[11]. Nem a motivação extrínseca nem a intrínseca englobam totalmente a ideia de fazer algo com o desejo de ajudar os outros, então a motivação pró-social é um terceiro tipo de motivação.

De todos os tipos de motivação, a motivação pró-social é geralmente a mais forte. Consegue imaginar alguém se sacrificando para aparecer bem aos olhos dos outros ou porque quer se expressar? Que tal uma mãe sacrificando sua vida por seus filhos?

A motivação pró-social pode assumir a forma de:

- ajudar alguém a melhorar suas circunstâncias (um marido cuidando de sua saúde para que possa acompanhar sua esposa ativa e participar de seus esportes favoritos);

- ajudar alguém a evitar dor ou sofrimento (um avô se exercitando para reduzir o risco de um acidente vascular cerebral para que seus netos não sofram por causa de sua morte precoce);

- fazer algo para apoiar uma determinada causa (correr uma maratona para levantar dinheiro para ajudar uma casa de repouso).

Embora não seja necessário ter uma motivação pró-social para introduzir um hábito regular de exercícios, a motivação pró-social por si só pode ser suficiente para reter seus hábitos para sempre.

Alguém que fumou a vida toda pode parar de fumar da noite para o dia – sem outros motivadores – quando sua filha lhe diz que quer que ele esteja por perto – e não a sete palmos do chão – para acompanhá-la até o altar.

Embora seja para outras pessoas, note que esse tipo de motivação não tem a ver com pressão – consiste no seu desejo genuíno de ajudar alguém, não em evitar a dor da pressão dos colegas. O marido que tenta parar de fumar porque a esposa o cobra todos os dias não está se beneficiando da motivação pró-social. O marido que quer parar de fumar porque ama a esposa e deseja estar com ela por muito tempo, sim.

Ao tentar introduzir mais atividades físicas em sua vida, pense em quem mais poderia se beneficiar dessa mudança em sua vida. Mantenha essa pessoa em mente quando se sentir tentado a desistir ou ceder à preguiça. É um motivador poderoso se preocupar com alguém ou algo (uma determinada causa) de tal forma que seja mais importante a seus olhos do que você mesmo.

Push e *Pull*

A motivação também pode ser dividida em motivação *Push* e *Pull*.

A motivação *Push* é o ato de empurrar-se para alcançar um determinado objetivo, enquanto que a motivação *Pull* é ser atraído por algo que você deseja de tal forma que não consiga deixar de continuar trabalhando em seus objetivos, não importa o que aconteça[12].

Nesse sentido, a motivação *Push* depende da sua força de vontade – é tão forte quanto a sua vontade de atingir o objetivo. No caso da motivação *Pull*, a força de vontade nem sequer entra em jogo – você está tão atraído pelo que deseja que não vai parar até conseguir o que quer.

Levei cerca de seis anos abrindo várias empresas para desenvolver um sentido comercial e, finalmente, começar uma empresa rentável (e outra, e outra, e outra). O que me motivou não foi o impulso – foi a atração pura, o desejo de me tornar um empreendedor maduro e experiente. Independentemente dos obstáculos, problemas e outras questões associadas à montanha-russa do empreendedorismo, nunca pensei em abandoná-lo – nem mesmo uma vez.

Como fazer para desenvolver uma motivação *Pull* igualmente poderosa para praticar exercícios? Essa é uma pergunta que eu não posso responder por você – trata-se de algo único para suas circunstâncias e personalidade. No meu caso, o fascínio pelo empreendedorismo me atrai desde que eu era criança. É um claro exemplo de uma motivação *Pull*.

Mais tarde em minha vida, experimentei o mesmo quando fui apresentado à escalada indoor. Não precisei me forçar a melhorar e ir para a academia de três a quatro vezes por semana – a atividade me atraiu imediatamente como uma obsessão.

O que sempre atraiu você em termos de exercício físico, mas você nunca considerou trazer para a sua vida? A beleza do tango argentino? Os movimentos leves e controlados de um alpinista? A poderosa batalha mental de um maratonista e a subsequente sensação imbatível de realização?

Pense nas coisas que o atraem e quais tipos de atividades físicas podem lhe proporcionar isso. Não se force a se tornar uma pessoa fisicamente ativa – deixe a atividade física atraí-lo por causa do que ela representa, do estilo de vida ao qual está associada ou pelo conceito por trás dela (como aprender a liberar sua sexualidade ao dançar ou olhar para dentro de si ao praticar ioga).

Observe que a distinção entre *Push* e *Pull* é ligeiramente diferente da motivação extrínseca e intrínseca – não é necessariamente algo que você faz porque você gosta, mas um objetivo que é tão atraente que você não consegue evitar.

Responsabilize-se desde o início

Responsabilizar-se é uma das formas mais poderosas de motivação extrínseca. Embora a motivação intrínseca sempre o leve mais longe e com menos problemas, fortalecê-la com a responsabilização é uma excelente ideia para tornar a auto-mudança ainda mais fácil, especialmente se você tem vivido um estilo de vida sedentário há muito tempo.

A maneira mais fácil de se responsabilizar desde o início é estabelecendo apostas financeiras. Existem sites que podem ajudá-lo a manter suas resoluções, como o www.stickK.com. Você também pode simplesmente dar um cheque ou dinheiro para um amigo gastar ou enviar para uma instituição de caridade ou organização que você não apoia (para que haja um incentivo ainda melhor para você não falhar) se você não cumprir sua palavra.

Seja específico sobre o que você deseja alcançar e o prazo. A ideia só funciona se não houver como renegociar o contrato – ou você consegue atingir o objetivo, ou perde o dinheiro. A dor de perder uma vez fortalecerá sua determinação da próxima vez em que você estiver tentado a desistir novamente.

Outra maneira de se tornar responsável desde o início é começar a se exercitar com um amigo.

Um estudo realizado por Brandon C. Irwin e seus colegas na *Michigan State University* mostrou que se exercitar com um parceiro melhora o desempenho nos exercícios aeróbicos devido ao efeito Köhler, um fenômeno que ocorre quando uma pessoa trabalha mais como membro de um grupo do que quando está trabalhando sozinha[13].

No entanto, quando decide praticar exercícios com um parceiro semelhante a você em termos de atividade física, existe o risco de vocês se permitirem desculpas para não se exercitarem.

Por esse motivo, encontre um parceiro mais exigente para as atividades físicas, idealmente alguém com uma rotina de exercícios já desenvolvida, capaz de incentivá-lo a se exercitar. Um estudo de 2012 sugere que trabalhar com um parceiro um pouco melhor torna os indivíduos mais persistentes[14], então, para melhores resultados, encontre alguém um pouco mais atlético para ajudá-lo a manter o seu novo hábito.

Como lidar com a procrastinação e superá-la

Deixar a atividade física de lado é algo típico entre as pessoas que não têm o hábito de se exercitarem regularmente.

Existem três razões comuns para a procrastinação:

1. Você não anseia pelo exercício porque não gosta dele.

Das três razões mais comuns para deixar o exercício físico de lado, esta é a mais fácil de resolver. Assim como algumas pessoas acham dezenas de outras tarefas para fazer quando deveriam estudar para um exame chato, algumas pessoas acham algo para fazer quando deveriam se exercitar.

Esse é um ótimo exemplo de falta de motivação intrínseca (não sentir prazer nos exercícios físicos). Se você começou a praticar um novo esporte recentemente, mas raramente está motivado a praticá-lo, é provável que não seja o tipo de atividade física certa para você.

O tipo certo de exercício deve atraí-lo e idealmente torná-lo obcecado por ele desde o início. Caso o pratique à tarde ou à noite, não deve ser algo que pareça mais uma tarefa a ser realizada em sua lista. Deve ser algo pelo qual você anseia e gostaria que acontecesse mais cedo.

Em certo sentido, a procrastinação pode ser uma ferramenta útil para ajudá-lo a determinar o que funciona para você e o que não funciona. Se você sempre procrastina antes de estudar, talvez esteja estudando as coisas erradas. Se você sempre procrastina na hora de escrever, substitua isso por, digamos, programação. Talvez seja seu subconsciente dizendo que sua força está na programação e que escrever é uma distração.

Você não resolverá o problema da procrastinação se não encontrar o tipo de exercício que pareça *correto*. Como mencionado anteriormente, a ideia de gostar do exercício é um dos conceitos mais importantes para introduzir o hábito regular da atividade física. Vamos falar sobre isso com mais detalhes em um capítulo posterior. É aí que você vai aprender a vencer a procrastinação, se esse for o motivo.

2. Exercitar-se não é algo automático para você.

Mesmo sabendo que exercício físico faz bem e que você se sentirá ótimo durante e depois, você ainda pode procrastinar.

A razão para isso é que essa prática geralmente não é um comportamento automatizado para você e, consequentemente, você precisa de força de vontade para começar. Como o nível da sua força de vontade varia, é fácil procrastinar mesmo quando se trata dos exercícios dos quais você gosta.

O problema subjacente aqui não é a atividade em si, mas se preparar para fazê-la – vestir sua roupa de ginástica, dirigir até a sua academia de escalada ou preparar sua lista de música para uma sessão de corrida.

A solução é simples: você precisa tornar o exercício físico algo tão automático quanto escovar os dentes ou tomar banho durante a sua rotina matinal. Não importa qual seja o seu nível de força de vontade, você não tem problema com essas coisas porque elas fazem parte da sua rotina automatizada, certo?

De acordo com Charles Duhigg, o autor de *O poder do hábito: Por que fazemos o que fazemos na vida e nos negócios*[15], um hábito consiste em três elementos: deixa (gatilho), ação e recompensa.

James Clear, um escritor e pesquisador da psicologia comportamental, formação de hábitos e aprimoramento de desempenho, chama isso de os 3R da formação de hábitos: relembrança (deixa ou gatilho), rotina (ação) e recompensa[16].

No caso do exercício, a deixa seria ver seu tênis de corrida ao lado cama pela manhã, a ação seria calçá-lo e sair para correr, e a recompensa seria a liberação de endorfinas. Quando arranjado corretamente, é um mecanismo de auto-reforço que torna o hábito cada vez mais automatizado até se tornar tão natural quanto escovar seus dentes pela manhã.

É preciso uma prática consistente para desenvolver um hábito, mas quando ele fizer parte da sua rotina diária, você não sofrerá mais com problemas relacionados à procrastinação. Escolha uma deixa que sempre será a mesma e que sempre se seguirá de uma ação específica que será reforçada por uma recompensa específica.

Algumas boas deixas a se levar em conta:

- um horário específico em um dia específico. Por exemplo, eu nado na terça ou na quinta às 7 da manhã. Depois de seguir essa rotina durante várias semanas ou meses, você passará a fazê-la por hábito.

- um lembrete em seu telefone (idealmente com uma música ou som distinto). Eu costumava colocar uma música específica para tocar quando fazia flexões. Até hoje, essa música ainda faz eu me lembrar das flexões.

- um comportamento atual. Por exemplo, se você medita de manhã, isso pode servir de deixa para se exercitar logo após terminar sua sessão.

Ao iniciar um novo hábito de exercícios, comece aos poucos. Você não precisa começar com o hábito de correr 60 minutos todos os dias. Até mesmo correr durante cinco minutos pelo seu quarteirão é o suficiente para automatizar um novo comportamento.

Na verdade, é melhor começar com o menos possível, de modo que haja pouca (se houver) resistência à atividade. Como diz Leo Babauta, o blogueiro da ZenHabits.net, "torne tão fácil que você não consiga dizer não"[17].

O que é importante não é a ação em si, mas desenvolver o hábito do auto-reforço. Se você já tem o hábito de se exercitar um minuto por dia, será muito mais fácil transformá-lo em 2, 5 ou 10 minutos do que começar um novo hábito de se exercitar por 10 minutos imediatamente.

Por fim, não se esqueça de uma recompensa adequada. Um lanche pouco saudável após o exercício não é uma boa ideia, uma vez que não o ajudará a atingir seu objetivo final de melhorar sua saúde.

Felizmente, se você escolher o tipo certo de exercício para você, a sensação de prazer será a única recompensa necessária. Alternativamente, recompense-se com uma refeição saudável, uma soneca, uma massagem, uma noite com os amigos –

tudo o que fizer você se sentir bem sem arruinar seu progresso em busca da boa forma.

3. Você está acostumado a um estilo de vida sedentário.

Se você tem vivido um estilo de vida sedentário durante grande parte da sua vida, não espere se tornar uma máquina de exercício físico em uma semana. Comece da menor forma possível e trabalhe na eliminação da resistência ao exercício.

Escolhas simples que o façam se movimentar um pouco mais durante o dia (usar as escadas em vez do elevador, não dirigir se você puder ir andando em 5 ou 10 minutos) podem reativar sua vontade de se tornar mais ativo. Não programe esses "exercícios". Basta substituir seus comportamentos atuais por mudanças menos práticas, mas ainda gerenciáveis, a fim de inserir mais atividade física em sua vida.

Não espere sentir resistência alguma ao exercício se fizer meses ou anos desde a última vez que você se envolveu em uma atividade física, assim como você não deve esperar se erguer 10 vezes se nunca usou a barra fixa em sua vida.

Comece lentamente e deixe a resistência desaparecer um pouco a cada dia até que não seja mais um desafio introduzir um hábito deliberado de exercícios físicos. Se você apressar as coisas, só aumentará o risco de uma lesão ou dor e uma subsequente associação ruim ao exercício.

COMO TER MOTIVAÇÃO PARA SE EXERCITAR: RECAPITULANDO

1. A motivação extrínseca é focada em recompensas e punições. Pode assumir a forma de alcançar um peso ou circunferência abdominal específicos, atrair um parceiro sexual, evitar doenças, evitar a pressão de outros ou até mesmo uma aposta financeira.

Para a maioria das pessoas, a motivação extrínseca não é suficiente para ajudar a introduzir um hábito de exercícios regulares. Mas ela pode ser um complemento valioso a um conjunto de fortes motivadores intrínsecos e/ou pró-sociais.

2. A motivação intrínseca é focada no que está dentro de você. Nesse sentido, é autossuficiente, já que nada a controla além de você. A motivação intrínseca pode assumir a forma de desejar melhorar, sentir prazer ou desafiar-se. Também pode ser para uma autoanálise ou autoexpressão.

A motivação intrínseca é o principal combustível que você pode usar para introduzir o hábito de se exercitar. Comece com a escolha de uma atividade da qual você realmente goste e a qual faria mesmo que não estivesse associada a outras recompensas, como uma melhor aparência, mais status, etc.

3. A motivação pró-social é focada no desejo de ajudar os outros. Você quer fazer algo para que você possa melhorar a vida de outra pessoa, ajudar a evitar a dor de alguém ou apoiar uma causa na qual você acredita. Geralmente é a fonte de motivação mais forte e duradoura que há para alimentá-lo, independentemente das circunstâncias.

Para encontrar seus próprios motivadores pró-sociais, pense nas pessoas próximas a você que se beneficiarão da sua mudança (por exemplo, seus filhos gostarão mais da atividade física tendo você como companhia e, consequentemente, se tornarão adultos saudáveis e ativos). Toda vez que se sentir tentado a desistir, pense na pessoa que é o seu "porquê". Se não for por você, mas principalmente por alguém, é mais fácil manter suas novas resoluções.

4. Você pode se forçar em direção a um objetivo específico ou deixá-lo atrair você. A motivação *Push*

é geralmente mais fraca porque depende da sua força de vontade e, no momento em que ela se esgota, a sua motivação também desaparece. A motivação *Pull* é melhor porque, em vez de exercer sua força de vontade para atingir um objetivo, você deixa o objetivo atrair você.

Na área do exercício físico, você pode se beneficiar da motivação *Pull* descobrindo um tipo de atividade física que represente algo que o atraia. Pode ser um determinado processo, o conceito por trás dela ou um estilo de vida associado a ela.

5. Responsabilizar-se é o exemplo de um tipo muito eficaz de motivação extrínseca. Embora não seja inteiramente necessário para ajudá-lo a alcançar seus objetivos, é um complemento valioso para as pessoas com pouca determinação. Dois tipos de responsabilização que você pode adotar em sua vida são as apostas financeiras e um parceiro de atividades físicas.

No primeiro caso, o medo de perder dinheiro impedirá que você desista. No segundo caso, seu parceiro (idealmente alguém melhor do que você) será o seu sargento, incentivando você a continuar e a se responsabilizar.

6. A procrastinação geralmente é causada por escolhermos o tipo errado de exercício, não termos um comportamento automatizado ou estarmos tão acostumados com a preguiça que todas as tentativas de mudança causam uma resistência incontrolável. Para resolver esses problemas, certifique-se de que você sente vontade de praticar o exercício, desenvolva um hábito e reduza gradualmente a resistência, introduzindo pequenas mudanças em sua rotina diária.

Capítulo 2: Como encontrar tempo para se exercitar

Você adoraria começar a se exercitar, mas não consegue encontrar tempo suficiente para isso. Na verdade, você está tendo dificuldade em completar outras tarefas importantes e não gostaria de ter que adicionar mais uma atividade regular à sua agenda.

Se você tivesse mais tempo, poderia inserir mais atividades físicas em sua vida. Mas essa realmente é a questão subjacente aqui ou existem maneiras de arranjar algum tempo para se exercitar regularmente? É o que abordaremos neste capítulo.

Começaremos com uma ideia extremamente importante que deve permanecer em sua mente toda vez que você disser "eu não tenho tempo para me exercitar".

Discutiremos as melhores partes do dia para a prática de exercícios e a diferença entre os exercícios rápidos e os demorados (e como organizá-los para se ajustarem à sua agenda ocupada).

Por fim, darei algumas dicas específicas sobre como você pode arranjar mais tempo para se exercitar – mesmo que esteja extremamente ocupado e não possa desperdiçar nem 15 minutos por dia.

O primeiro passo: Priorizar a saúde

A atividade física pode tomar muito tempo e, para pessoas ocupadas, pode ser extremamente desafiador inserir 15 minutos que seja de exercícios por dia. No entanto, pensar assim é olhar as coisas a partir de uma perspectiva de curto prazo.

Sempre que diz que não tem tempo para se exercitar, você está expressando que valoriza menos a sua saúde do que qualquer outra coisa que o mantenha ocupado. No entanto, quando perguntado sobre seus valores, você não diria que o trabalho é a sua prioridade número um, diria? A maioria das pessoas coloca a saúde no topo dos valores fundamentais da vida. No entanto, suas rotinas diárias não refletem isso.

Como diz o ditado, se você não tem tempo para cuidar da saúde, terá de arrumar tempo para cuidar de alguma doença. Isso é 100% verdade. Numerosos estudos mostram que a falta de exercício é uma das principais causas de doenças.

Por exemplo, um artigo de 2012 diz que "o corpo rapidamente se adapta à atividade física insuficiente e, se isso for levado adiante, resulta em diminuições substanciais nos anos e na qualidade de vida. Tomadas em conjunto, existem evidências conclusivas de que a inatividade física é uma causa importante para a maioria das doenças crônicas. Além disso, a atividade física fundamentalmente previne ou atrasa doenças crônicas, o que implica que a doença crônica não precisa ser um resultado inevitável durante a vida"[18].

Outro artigo de 2012 sobre os efeitos da inatividade física nas principais doenças não transmissíveis em todo o mundo estimou que a inatividade física causa 6% de doença cardíaca coronária, 7% de diabetes tipo 2, 10% de câncer de mama e 10% de câncer de cólon. Em geral, a inatividade causa 9% de mortalidade prematura[19].

Esses números são muito conservadores, pois os dados relativos aos níveis de atividade física foram autorreferidos, e as pessoas notoriamente superestimam a quantidade de exercícios que praticam da mesma maneira que relatam o quanto comem de forma subestimada.

Um estudo realizado em 2015 com mais de 334 mil homens e mulheres europeus descobriu que duas vezes mais mortes podem ser atribuídas à falta de atividade física do que ao número de óbitos relacionados à obesidade[20]. Os autores do estudo compartilharam o fato surpreendente de que fazer exercício equivalente a uma caminhada rápida de 20 minutos por dia (queimando entre 90 e 110 calorias) levaria uma pessoa fisicamente inativa a um grupo "moderadamente inativo", o que reduziria seu risco de morte prematura em 16 a 30%.

Eu poderia citar pesquisas científicas sobre os perigos da inatividade física durante todo o dia, mas acho que já comprovamos o meu argumento – você não pode se dar ao luxo de não se exercitar, e a falta de tempo não é motivo para não fazer isso.

Digamos que você economize duas horas e meia por semana (a quantidade recomendada de atividades físicas semanais do Departamento de Saúde e Serviços Humanos dos EUA[21]) não praticando atividades físicas. Isso é cerca de 22 minutos por dia, ou 130 horas por ano.

Parece muito?

Em seguida, considere quanto tempo você levaria para se recuperar se adoecesse por falta de atividade física. Até um resfriado simples pode resultar em alguns dias de produtividade diminuída e dinheiro adicional gasto em medicamentos. E nem sequer falamos das doenças crônicas, que custam milhares por ano, e das centenas de horas desperdiçadas em consultas, exames de rotina, tempo gasto tentando descobrir como se sentir melhor, etc.

Se tiver esses cálculos em mente e se lembrar deles toda vez que disser "eu não tenho tempo para me exercitar", você perceberá que está fazendo um mau negócio ao poupar 22 minutos por dia e potencialmente perder mais tempo no futuro por estar se sentindo indisposto.

Além disso, ainda não consideramos os lados negativos adicionais da inatividade física, tais como:

- uma habilidade mais fraca para lidar com o estresse, a ansiedade e/ou a depressão (o exercício pode aliviar os sintomas dos clinicamente deprimidos[22], reduzir a sensibilidade à ansiedade[23] e tratar a depressão e a ansiedade[24]),

- redução da percepção de sua atratividade (o exercício melhora a autoestima em mulheres[25] e é ainda mais eficaz quando feita ao ar livre[26]),

- menor capacidade intelectual (o exercício melhora a função cognitiva em jovens adultos do sexo masculino[27] e evita o declínio cognitivo que começa depois dos 45 anos[28]),

- menor produtividade (o exercício aumenta a produtividade[29] e a energia[30]),

- pior criatividade (o exercício aumenta a criatividade[31]),

- sono de pior qualidade (o exercício melhora o sono[32]).

No entanto, você prefere poupar 22 minutos por dia do que melhorar tremendamente a qualidade da sua vida e se ajudar a fazer mais em menos tempo? Além disso, essa lista é apenas uma pequena seleção de todos os benefícios fornecidos pela atividade física.

Se eu lhe dissesse que o investimento de 25 minutos por dia em exercícios físicos lhe proporcionaria uma hora adicional de produtividade a cada dia, você ainda não teria tempo para se exercitar? Se eu lhe vendesse 60 dólares por 25 dólares, você me diria que não tem dinheiro?

Quando você deve se exercitar?

A maioria das pessoas que têm um horário de trabalho regular decide se exercitar pela manhã, no final da tarde ou à noite. Existem benefícios e desvantagens para cada um desses períodos, então considere os conselhos que compartilharei abaixo como uma diretriz geral para adaptar ao seu horário diário.

Exercitar-se de manhã

Benefícios:

O principal benefício de se exercitar pela manhã é que você tem muita energia. É mais tentador desistir do exercício à tarde ou à noite quando você está cansado após um dia inteiro de trabalho ou realizando atividades domésticas.

Além disso, se você se exercitar pela manhã, não precisará fazer isso pelo resto do dia – a atividade física estará fora da sua mente, e você não precisará se lembrar de fazê-la.

Também não atrapalha a sua vida social (quase ninguém marca encontro às sete da manhã) e lhe dá motivos para se orgulhar imediatamente depois de acordar, proporcionando uma boa sensação de produtividade.

No caso de quem malha em uma academia, um benefício adicional é que ela estará vazia ou com poucas pessoas. A visão de uma academia lotada no final da tarde não motiva, não é?

A atividade física na parte da manhã – com o estômago vazio – também é benéfico para a perda de peso. Como um estudo britânico de 2013 mostrou, as pessoas podem queimar até 20% mais gordura corporal se exercitando de manhã com o estômago vazio[33].

Desvantagens:

O horário da manhã geralmente é limitado e, se você quiser praticar um esporte que só pode ser feito em um local específico (digamos, praticar escalada), é possível que o lugar ainda não esteja aberto. Por essa razão, as manhãs são melhores para exercícios que não levam muito tempo e podem ser feitos em casa, em áreas abertas ou em um local que funcione desde cedo (como uma academia).

Em alguns casos, os exercícios matutinos também podem representar um desafio maior para sua força de vontade do que durante a tarde. Pode ser terrível acordar de manhã cedo, perceber que está muito frio lá fora e deixar sua cama quente para se exercitar.

Por último, as manhãs não combinam com os esportes em equipe. Estes geralmente são praticados no final da tarde ou à noite; você não deve esperar convencer toda uma equipe a ter uma partida às seis da manhã.

Sugestões:

Atividades físicas que funcionam bem durante a manhã incluem:

- corrida ou caminhada rápida (incluindo a caminhada nórdica). Você não precisa fazer isso em um local específico (embora, obviamente, fazê-lo em uma floresta ou um parque seja mais agradável do que correr pela cidade) e é uma boa maneira de começar seu dia. Até mesmo uma sessão de 20 a 30 minutos é o suficiente para deixá-lo energizado ao longo do dia, dando conta das necessidades de exercícios desse mesmo dia;

- qualquer tipo de exercício feito em casa, com aparelhos ou pesos livres. Se você tiver uma bicicleta ergométrica, pedalar de 20 a 30 minutos pode dar um impulso inicial ao seu dia. Se você tiver uma academia em casa (ou uma academia na sua garagem ou no porão), então essa deve ser a sua primeira opção de exercício pela manhã. Uma sessão eficiente de musculação não deve durar mais de 45 minutos e é perfeita para dar ao seu corpo uma boa dose de atividade física;

- ioga, pilates, tai chi e outros tipos de exercícios similares também são perfeitos de se realizar pela manhã. Eles não são apenas uma boa maneira de movimentar o seu corpo, mas também de entrar em um estado quase meditativo capaz de acalmá-lo e prepará-lo para o dia;

- ciclismo. Um rápido passeio de bicicleta pela manhã antes do tráfego intenso tomar as ruas (se não houver um parque ou área selvagem perto de você) pode ser uma experiência revigorante e relaxante;

- alongamento (incluindo rolo de espuma). Se você não tem muito tempo, pelo menos tente fazer alguns alongamentos básicos. Eu costumo fazer com o rolo de espuma pela manhã para reduzir a tensão nos meus músculos;

- natação. Muitas piscinas abrem cedo pela manhã. Se você sofre de dor nas costas – como muitas pessoas hoje em dia – você deve nadar regularmente. Um estudo japonês de 1996 sobre natação e dor nas costas mostrou que mais de 90%

dos pacientes sentiram uma melhora após 6 meses de participação em um programa de natação[34]. Uma revisão sistemática finlandesa de 2009 também confirmou que a natação pode ser potencialmente benéfica para pacientes que sofrem de dor lombar crônica e dor lombar relacionada à gravidez[35].

Essas são apenas algumas sugestões, e há muito mais esportes que podem funcionar de manhã. Por exemplo, se você joga tênis e houver um paredão perto de você (ou se você tiver um parceiro que também acorda cedo), essa pode ser uma boa rotina matinal para bombear o seu sangue e melhorar as suas habilidades.

Além disso, se você não precisar trabalhar de manhã, há muitas outras opções para escolher – especialmente se você tiver um parceiro de exercício, um amigo ou um cônjuge que também não precise trabalhar de manhã.

Exercitar-se de tarde ou à noite

Benefícios:

O maior benefício de se exercitar de tarde é que, se já tiver cuidado de outras coisas planejadas para o dia, você está livre para praticar um determinado esporte sem limites estritos de tempo. Isso permite que você se envolva em práticas que exijam mais tempo, esportes em equipe ou atividades físicas de natureza mais social.

Embora tecnicamente você possa praticar escalada indoor pela manhã (se sua academia abrir cedo o suficiente), grande parte da diversão desse esporte vem do fato de fazer isso com outras pessoas.

O mesmo se aplica a outros esportes que costumam ser praticados com outras pessoas, como todos os tipos de esportes radicais (skate, surf, kitesurf, etc.), todos os esportes em equipe (você pode treinar a maioria deles sozinho, mas não os realizará por completo), artes marciais, golfe e outros tipos de atividade física social, como a dança.

Desvantagens:

A maior desvantagem da atividade física de tarde ou à noite é que as pessoas costumam ter menos energia após as 5 da tarde, especialmente após 8 horas de trabalho.

Se não puder se exercitar pela manhã e suas únicas opções forem à tarde ou à noite, certifique-se de que o esporte a ser praticado seja algo que você tenha vontade de fazer. Um bom teste para saber se você escolheu a atividade certa é observar como pensa nela durante o dia – você mal vê a hora de estar lá ou fica apreensivo?

No passado, fui forçado a praticar judô à noite como parte do meu currículo na faculdade. Eu ficava apreensivo todo dia porque não gostava dessa atividade. Eu me considero uma pessoa autodisciplinada (e não escreveria livros sobre autodisciplina se não fosse assim, certo?), mas, até para mim, praticar exercícios de tarde ou à noite é desafiador se eu não gostar da atividade.

Outra desvantagem do exercício no final do dia é que muitos locais em que você pratica esportes estão lotados nesse horário. Isso pode resultar em uma experiência frustrante que o desencorajará do exercício.

A natação faz parte da minha programação semanal, mas nunca a pratico de tarde, porque não tenho vontade de nadar em uma piscina lotada. É muito mais calmo no início da manhã, quando eu posso ter toda a raia para mim.

Ao pensar sobre quais tipos de esportes praticar durante a tarde ou à noite, não se esqueça desse aspecto. Às vezes, é melhor esperar até de noite para realizar o seu treino do que ir de tarde, ficar bravo com o povo e ter um treino abaixo do ideal, o que é algo comum nas academias durante as horas de pico.

Sugestões:

A maioria dos esportes que eu recomendo realizar de manhã também pode ser feita de tarde ou à noite, especialmente se você estender a duração da atividade (andar de bicicleta por 90 minutos durante a tarde em comparação com um breve passeio de bicicleta de 20 minutos de manhã).

No entanto, se tiver uma tarde ou uma noite mais relaxada, você pode passar esse tempo praticando um esporte mais envolvente por mais do que apenas 20 a 30 minutos, para que você possa obter uma maior dose de exercício a cada sessão.

Tendo o melhor dos dois mundos

Se os seus dias tendem a ficar agitados durante a tarde, o exercício matinal (pelo menos 20 a 30 minutos) deve ser uma parte imprescindível da sua rotina diária, com o exercício pela tarde como uma opção adicional para conseguir se exercitar por mais tempo, se você conseguir.

Se você se exercitar 20 minutos por dia pela manhã e adicionar uma sessão de 2 horas em uma sexta-feira mais tranquila ou duas sessões de 1 hora nos sábados e domingos, você terá feito uma quantidade suficiente de exercícios durante a semana para aproveitar inúmeros benefícios.

Eu sou grande fã de ter dias específicos para determinados esportes. Se puder fazer o mesmo, escolha dias específicos durante a semana (idealmente, com horários específicos) para praticar esportes específicos. Organize-os em sua agenda e não deixe nada interferir nos seus planos. Compreenda que não se trata de ser egoísta – é precisamente o oposto total disso. Ao se exercitar, você se torna uma pessoa melhor para que possa servir melhor aos outros.

Eu vou à academia todas as segundas, quartas e sextas de manhã. Minha rotina nunca muda. Anos seguindo essa rotina tornaram a ida à academia não apenas uma opção – é algo que eu preciso fazer, senão parece que está faltando alguma coisa. Se você também definir dias específicos para o seu exercício e segui-los à risca, dentro de alguns meses, você sentirá o mesmo.

Se não houver nenhuma maneira de encontrar tempo para se exercitar durante os dias da semana, programe o exercício para os fins de semana. Os sábados e domingos são perfeitos para praticar atividades físicas que não são necessariamente esportes. Por exemplo, considere uma viagem de um dia para uma área selvagem próxima.

A caminhada é uma atividade física não-esportiva que pode exigir muito, mas ser extremamente gratificante, proporcionando uma poderosa experiência de aprofundamento de vínculos quando realizada com a família ou os amigos.

Mesmo que você não tenha condições de praticar qualquer tipo de esporte regularmente por várias razões, ainda deve ser possível fazer trilhas ou mesmo caminhadas de 1 hora nos sábados e domingos, fazendo você passar de uma pessoa inativa a uma pessoa que realiza, pelo menos, a quantidade mínima recomendada de atividade física.

Exercícios rápidos x Esportes que exigem tempo

Existem inúmeros planos de treino para pessoas ocupadas: exercícios de 7 minutos, exercícios de 5 minutos, exercícios de 3 minutos e assim por diante. Embora esses planos atendam a um propósito se você os seguir, considere-os uma maneira de garantir que você faça *algum* exercício durante o dia, e não *todo ele*.

Um esporte ou outra atividade física que você pratique regularmente e possa fazer durante horas a fio, sem olhar para o relógio, é o que o ajudará a desenvolver um hábito permanente de praticar exercícios. Os exercícios rápidos raramente geram (se é que o fazem) uma sensação de empolgação. Você já ansiou por uma sessão de agachamento ou polichinelo?

Vinte minutos diários de exercícios com o próprio peso corporal pela manhã está ótimo. É o suficiente para começar seu dia no ritmo certo e se sentir produtivo. No entanto, adicionar nem que seja uma ou duas sessões de 60 a 90 minutos de exercícios dos quais você goste mais (por exemplo, natação, tênis ou ciclismo) é o que o levará de uma categoria menos saudável para outra mais saudável (digamos que de pouco ativo a moderadamente ativo).

Por esse motivo, eu realmente recomendo que você não pare em um plano genérico de exercícios só para manter seus níveis de condicionamento físico. Encontre algo que desperte o seu interesse, que não sirva apenas para manter sua atividade física atual, mas que o inspire a superar seus objetivos de boa forma.

Como conseguir mais tempo para se exercitar

Se você está pelejando com a falta de tempo, abaixo estão algumas das dicas mais eficazes que você pode usar para arranjar mais tempo para o exercício físico. Não é questão de encontrar mais tempo, porque todos recebemos a mesma quantidade de horas no dia – trata-se de usar o seu tempo com mais sabedoria, e o conselho abaixo é sobre isso.

Delegue as tarefas regulares

Certas tarefas que você faz diariamente ou semanalmente ocupam muito tempo, o qual você poderia usar para praticar exercícios. Embora contratar alguém para realizar todas as tarefas provavelmente seja caro demais para muitas pessoas, contratar alguém para passar de duas a três horas por semana limpando a sua casa não deve representar um problema para o orçamento mensal.

Considere um investimento na sua saúde. Se puder liberar duas ou três horas por semana para gastar em exercícios, isso reduzirá o risco de numerosas doenças evitáveis e dispendiosas. Uma faxina semanal não custa nada em comparação com consultas médicas, prescrições, perda de tempo, etc.).

Você pode encontrar ajuda em aplicativos como o TaskRabbit ou em sites de classificados.

Alternativamente, procure uma empresa local de serviços de limpeza.

Esse conselho é ainda mais importante para os empreendedores e freelancers que trabalham em casa e gastam tempo com tarefas de baixo desempenho que poderiam ser terceirizadas, permitindo com que passassem mais tempo em atividades de alto desempenho.

Se estiver tendo dificuldades para terceirizar algumas de suas tarefas diárias ou semanais, calcule seu salário por hora e considere quanto uma faxina custaria a você em uma semana em termos de perda de renda. Se você não está disposto a trabalhar por menos de $50 por hora, mas passa 2 horas por semana fazendo faxina (o que custaria $50 ao contratar um professional de limpeza), você está perdendo $50 por semana.

Substituas os hábitos diários

Vamos supor que não haja absolutamente nenhuma maneira de você conseguir tempo para se exercitar com sua agenda atual. Você tem tantas coisas para fazer que é impossível se livrar de qualquer tarefa. Certo, tudo bem. Então que tal mudar a forma como você realiza determinados hábitos diários?

Existe aquela velha ideia de usar uma bicicleta como meio de transporte. Eu não sou um grande defensor disso (simplesmente porque eu entendo o quanto as cidades podem ser despreparadas para o uso de bicicletas e como é horrível pedalar durante o inverno), mas pode ser uma opção a se considerar durante a primavera e o verão. Muitas vezes, é mais rápido chegar ao trabalho de bicicleta do que de carro, pois você pode evitar o tráfego intenso.

Uma das quadras de tênis que frequento fica a cerca de 20 minutos de carro do meu apartamento. Certa vez, quando fui de bicicleta no horário de pico, demorei talvez cinco minutos a mais e realizei 50 minutos adicionais de exercício, gastando apenas 10 minutos a mais do que se tivesse ido e voltado de carro.

Outra ideia é sair para uma caminhada quando você precisar dar um longo telefonema. Você vai passar esse tempo no telefone de qualquer forma, então por que não dar uma volta se não precisar de nada específico (documentos, computador, etc.) em mãos?

Crie uma academia em casa ou reduza a quantidade de idas para casa

Se não tiver tempo para ir à academia, crie uma academia em sua casa, na garagem ou no porão. Eu tenho uma academia no meu porão. Se não tivesse, eu teria que gastar mais 30 minutos dirigindo até uma academia local, o que aumentaria o tempo desperdiçado em até 90 minutos por semana.

Comprar os equipamentos básicos provavelmente sairá mais caro do que a mensalidade de uma academia, mas você recuperará o seu investimento rapidamente, economizando tempo e dinheiro em futuras mensalidades. Ter uma academia em um cômodo próximo em vez de em um prédio a alguns quilômetros de distância, também é mais fácil para a sua força de vontade.

Se não puder montar uma academia em casa, leve no carro o seu equipamento de ginástica (ou qualquer outra coisa necessária para praticar o esporte que você escolheu) para não precisar de outra viagem depois do trabalho.

Eu tenho um amigo que, no verão, costuma levar um Aerobie (um tipo de frisbee) no porta-malas do carro. Quando nos encontramos, nós podemos arremessá-lo um para o outro, realizando, assim, um agradável exercício enquanto botamos o papo em dia.

Tenha encontros ativos

Quem disse que você sempre precisa sair com os seus amigos para tomar um café ou marcar um encontro em um restaurante? Seja mais criativo. Leve seu par ou seu amigo a outro local onde vocês possam praticar algum exercício e se divertir. Considere:

- uma trilha com um amigo. Melhor para os fins de semana, é uma ótima maneira de fazer algum exercício e recarregar as energias.

- escalada indoor com um par romântico. Destaque-se levando o seu par para um lugar mais empolgante do que um restaurante ou cinema.

- andar de caiaque com seu par no final de semana. Explore o mundo de uma perspectiva diferente e tenha um pico de adrenalina.

- comprar um Aerobie, um tipo de frisbee. É uma maneira divertida de passar uma tarde de fim de semana com um grupo, amigos ou sua família.

- fazer uma caminhada. Se for se encontrar com um amigo para conversar de qualquer forma, por que não falar enquanto caminham perto de um lago, em um parque ou em uma trilha?

- andar de bicicleta. Essa é uma das principais formas em que faço exercícios durante a primavera e o verão com um dos meus amigos. Durante os meses mais frios, nós o substituímos por caminhadas.

Obtenha um pedômetro

A maioria dos smartphones de hoje pode ser transformada em um pedômetro com um aplicativo gratuito. Estando ciente do número de passos que você dá todos os dias, você pode transformar isso em um jogo – sem necessariamente gastar muito mais tempo com isso (por exemplo, você vai escolher escadas em vez do elevador para poder contar mais passos).

Uma regra geral é conseguir 10 mil passos por dia. Lembre-se de que você não dá passos apenas durante o exercício, mas também quando está fazendo suas tarefas diárias ou apenas andando pela casa.

Se você gostar de números e dados, considere comprar um monitor de atividades propriamente dito. Quanto mais você puder transformar o exercício em um jogo, mais fácil será começar e continuar praticando – sem necessariamente passar mais tempo do dia com isso.

Exercite-se em microquantidades

Mesmo sendo extremamente ocupado, você ainda pode conseguir alguns minutos de exercício por dia. Por exemplo, instale uma barra fixa em sua casa e faça um movimento completo (ou apenas a fase negativa do movimento, baixando seu corpo) cada vez que você passar por ela. Serão, no mínimo, algumas repetições por dia, e já é *algum* exercício que, de outra forma, você não faria.

Outra ideia é fazer microintervalos (1 a 2 minutos) a cada 30 a 60 minutos para realizar 10 agachamentos ou algumas flexões, ou simplesmente caminhar pelo escritório ou sua casa.

Mais uma vez, esse tipo de exercício não deve se tornar sua principal forma de fazer alguma atividade física, mas ainda tem seu valor se você não puder passar mais tempo fazendo exercício em um determinado dia.

COMO ENCONTRAR TEMPO PARA SE EXERCITAR: RECAPITULANDO

1. O exercício físico fornece uma infinidade de benefícios para a saúde e protege de uma multiplicidade de doenças e problemas de saúde. Gastar apenas 25 minutos por dia com exercício (a quantidade mínima recomendada de atividade física) aumentará sua produtividade e o protegerá de dúzias de horas desperdiçadas por estar doente ou por não se sentir muito bem.

Quando o assunto é atividade física, não se trata de você ter tempo, mas se você pode reconhecer o valor desse investimento. Graças à energia, foco, criatividade e humor melhorados, 25 minutos por dia podem resultar em uma hora adicional (se não mais) de tempo produtivo.

2. Exercitar-se na parte da manhã deve se tornar parte da sua rotina diária – mesmo que seja apenas 15 minutos de alongamento ou uma pedalada de 20 minutos. As pessoas que estão sempre ocupadas correm o risco de não conseguir tempo para se exercitarem de tarde ou à noite. É mais fácil acordar

20 minutos antes e fazer seus exercícios do que exercitar a força de vontade ou mudar sua agenda para praticar alguma atividade física no final do dia.

3. Embora as manhãs sejam melhores para os exercícios rápidos pelos quais você talvez não anseie, os exercícios da tarde e da noite devem divertidos.

Se estiver aguardando ansiosamente pela sessão no final do dia, você não precisará usar sua força de vontade para se exercitar. Não só isso, você realmente considerará a atividade como algo que recarrega as suas energias, algo que você mal pode esperar para fazer. Essa motivação rapidamente a tornará um hábito permanente e inquebrável.

4. Não se esqueça dos fins de semana. Se não houver nenhuma maneira de encontrar tempo para se exercitar durante a semana, você não tem desculpas para não conseguir uma ou duas horas de cada sábado e domingo para se exercitar. Não precisa ser um esporte específico – até mesmo uma simples caminhada longa ou trilha o ajudará a movimentar o seu corpo e a gerar os benefícios para a saúde associados à atividade física.

5. Você pode usar seu tempo mais sabiamente para conseguir mais tempo para os exercícios. As principais formas de fazer isso incluem delegar certas tarefas (como a limpeza), substituir os hábitos diários (fazer as mesmas coisas, mas de forma mais ativa, como escolher sua bicicleta em vez do carro), montar uma academia em casa ou transportar seu equipamento de atividade física com você, ter encontros ativos (em vez de ir a uma cafeteria), usar um pedômetro para transformar as atividades diárias em um jogo divertido e fazer exercícios em microquantidades, como 5 flexões de hora em hora.

Capítulo 3: Como se manter motivado a se exercitar

Você já começou a se exercitar ou já se exercita há algum tempo, mas um pouco de ajuda para manter sua motivação não faria mal.

Neste capítulo, você aprenderá a tornar o exercício físico parte do seu estilo de vida, sem deixar de ansiar por ele até mesmo meses ou anos após a introdução desse hábito em sua vida.

Embora os altos e baixos aconteçam com todos os hábitos, você também pode desenvolver um hábito confiável e vitalício que nunca mais desaparecerá – assim como escovar os dentes ou pentear seus cabelos.

Defina metas

Se você se exercita há algumas semanas, alguns meses ou alguns anos, um conjunto de metas é sempre uma coisa útil a se ter.

Seus objetivos devem ser SMART (cada letra da sigla em inglês significando: eSpecíficos, Mensuráveis, Alcançáveis, Realistas e Temporais). Por exemplo, se você for novo nas corridas, seu objetivo pode ser correr um quilômetro sem suar a camisa no terceiro mês de seus treinos.

Se você começou a fazer natação, defina como meta nadar 10 voltas seguidas na décima sessão. Se estiver praticando escalada, seu objetivo pode ser terminar cinco rotas mais difíceis na academia até o final do próximo mês. Se você começou a jogar tênis, pode acertar três saques seguidos.

Esses objetivos são maneiras simples de inserir estrutura e um sistema de monitoramento dos seus esforços, para que você possa realmente ver o seu progresso, o que é uma das coisas mais importantes para motivá-lo a continuar.

Seus objetivos não precisam necessariamente estar relacionados ao esporte em si. Eles também podem estar relacionados à sua aparência (ter uma barriga chapada até o final do ano) ou uma sensação geral de bem-estar (não se sentir mais cansado o dia inteiro após seis meses consecutivos de exercícios).

Quando comecei a nadar regularmente pela primeira vez na minha vida (antes eu costumava ir à piscina uma vez a cada algumas semanas ou meses, então não nadava muito bem), estabeleci como meta nadar 5 voltas seguidas usando um estilo, depois 5 voltas usando outro. No treino seguinte, aumentei para 6 voltas. Continuei adicionando mais voltas lentamente até conseguir nadar durante uma hora inteira sem parar.

A sensação de realização me ajudou a continuar nadando durante o período inicial mais difícil, quando não era fácil passar uma hora inteira nadando sem pausas.

A facilidade para definir metas e a capacidade de ver um progresso rápido são o que torna certos esportes mais excitantes do que outros. Na escalada indoor, a grande quantidade de rotas distintas e as diferentes habilidades necessárias são o que o motiva a continuar treinando.

Recentemente concluí uma rota que estava tentando completar durante quase todas as sessões nas últimas três semanas. O sentimento de alegria ao completá-la me tornou ainda mais viciado em escalar e me motivou a estabelecer novos objetivos com rotas cada vez mais difíceis.

Se você é novo em um esporte específico, aprenda quais metas são alcançáveis dentro de um período de tempo relativamente curto (por exemplo, um mês ou mais) e se concentre em alcançá-las. Quando você é iniciante, o progresso rápido é imensamente útil ao tentar desenvolver o hábito da prática regular de exercícios.

Mantenha o exercício renovado e desafiador

Quando você pratica um determinado esporte há um longo período de tempo, as coisas podem ficar sem graça.

Alguns esportes são mais fáceis de renovar do que outros. Na escalada, há sempre um novo ambiente para testar suas habilidades, novas rotas para dominar, agarras de mão ou de pé que exigem mais prática. Pode demorar anos até que você comece a se cansar disso.

Em algumas atividades, você pode precisar de mais criatividade para encontrar formas de tornar seus exercícios divertidos e desafiadores novamente. Além de definir metas "regulares" a longo prazo, adicione objetivos que possam rapidamente levar a melhorias visíveis.

No tênis, você pode definir uma meta para melhorar o seu forehand, mas, se ele já for ótimo, as melhorias provavelmente serão pequenas demais para se notar rapidamente (e, portanto, não muito motivadoras). Embora praticar o seu forehand para torná-lo ainda melhor deva continuar fazendo parte da sua rotina, definir um objetivo adicional relacionado a uma habilidade diferente – por exemplo, o smash – injetará um pouco mais de diversão em suas sessões.

Na corrida, considere trocar as corridas normais por sprints ou sprint em subida. Altere completamente sua rota. Comece a correr com outra pessoa. Altere sua lista de reprodução de músicas (ou troque de músicas para podcasts). Tente melhorar a sua velocidade e não apenas da resistência.

No ciclismo, não deixe de variar as suas rotas – percorra subidas, descidas, rotas mais longas, rotas mais curtas e assim por diante. Se você seguir constantemente o mesmo exato trajeto de bicicleta, as coisas, com certeza, ficarão chatas rapidamente.

Ao praticar o esporte que você escolheu, mude seu foco para algo diferente a fim de introduzir novidades em seus treinos.

Por exemplo, quando eu vou escalar, não só experimento rotas completamente diferentes, que requerem habilidades que eu raramente uso, como também às vezes me dou um "tema" específico para o dia – por exemplo, equilíbrio ou trabalho de perna. Com apenas alguns desses temas (dia do trabalho de perna, dia do equilíbrio, dia dos dedos, dia das paredes inclinadas ou dia de resistência com mais percurso), é fácil tornar cada uma de suas sessões de exercícios distintas e mais interessante.

Não se esqueça da parte "desafiadora". Quando você é iniciante, tudo é desafiador, então tudo é motivador. Seu primeiro saque correto no tênis, sua primeira parede escalada, seu primeiro quilômetro corrido, tudo é novo.

No entanto, quando você já possui algumas habilidades, existe aquela tentação de manter o que é fácil e não ter mais o que os zen-budistas chamam de "mente do principiante" ou *shoshin*. O professor zen Shunryu Suzuki escreve em seu livro *Mente Zen, Mente de Principiante*, que "na mente do principiante há muitas possibilidades, na mente do especialista há poucas".[36]

Pratique com uma mente aberta e com prontidão para tirar o máximo proveito de novas oportunidades para melhorar. Uma atitude de entusiasmo e abertura manterá o tédio longe de seus exercícios, garantindo maior crescimento e diversão.

Não quebre a corrente

Um humorista desconhecido percebeu que, para melhorar em sua vocação, era preciso escrever novas piadas diariamente. Ele formou seu hábito colocando um grande X vermelho em seu calendário todos os dias em que ele conseguia escrever uma nova piada.

Depois de vários dias, ele notou uma pequena corrente de X se formando no calendário. Por mais bobo que pareça, ele não queria que sua corrente quebrasse, então ele continuou escrevendo novas piadas e marcando os dias no calendário. Poucas semanas depois, seu novo número estava montado.

Hoje, Jerry Seinfeld é um dos humoristas americanos mais famosos. Sua técnica[37] pode ajudar você a ficar motivado a se exercitar também.

Saltar um dia torna mais fácil ignorar o próximo. Então, o próximo e o próximo, e seu hábito se foi. Experimente a técnica de Seinfeld e defina como objetivo desenvolver uma longa corrente no seu calendário (caso não use calendários de papel, procure aplicativos úteis para o seu telefone como termos como "não quebre a corrente", "corrente do calendário" ou "sequência de hábitos").

Às vezes, simples lembretes são o suficiente para nos fazer seguir em frente, e você só precisa continuar por vários meses, no máximo, até desenvolver um hábito permanente que não desapareça no momento em que você ignorar um dia.

Tenha uma alternativa para os dias de preguiça

Podem ocorrer dias de preguiça, quando você não está com vontade de se exercitar – particularmente nos primeiros meses do desenvolvimento de seus novos hábitos.

Se não estiver com vontade de ir para a academia, calce seus tênis de corrida ou pegue seu equipamento de natação, tenha um tipo de exercício alternativo e de baixa resistência que você possa fazer no lugar da sua atividade principal.

Muitas pessoas acreditam no "tudo ou nada" em relação ao exercício físico. No entanto, o importante não é um evento, mas o processo. Pouco exercício é melhor do que nada.

Se não conseguir ir para a academia, alguns exercícios com o peso do próprio corpo em casa ainda são melhores do que não fazer absolutamente nada. Isso mantém sua corrente em andamento e reforça o processo para estabelecer o seu novo hábito.

Se ignorar o seu treino por completo e não fizer nenhum outro tipo de exercício, você pode criar um precedente, tornando mais fácil não se exercitar da próxima vez em que sentir preguiça.

A vida não é sempre um mar de rosas. Em alguns dias – mesmo que geralmente esteja animado para a sua sessão de exercícios – você não vai querer fazê-lo. Romper a resistência e se exercitar mesmo assim é o que reforça o seu hábito e torna você mais resistente.

Como Rocky Balboa diz no filme *Rocky Balboa*: "Você, eu, ninguém vai bater tão forte como a vida, mas não se trata de bater forte. Se trata de quanto você aguenta apanhar e seguir em frente, o quanto você é capaz de aguentar e continuar tentando. É assim que se consegue vencer."

Em um mundo ideal, você sempre romperia a resistência. No mundo real, se você não conseguir reunir força suficiente para agir apesar da preguiça, é melhor fazer um pouco do que nada.

Você pode substituir a ida à academia por alguns exercícios em casa, com o peso do próprio corpo. Você pode nadar por 15 minutos em um lago nas proximidades em vez de passar uma hora completa na piscina. Você pode fazer uma corrida rápida de 20 minutos ao redor do quarteirão em vez de sua rota habitual de 90 minutos ou apenas fazer alguns exercícios de perna em casa (pulando corda, digamos).

Esse conselho também se aplica aos dias gerais em que você sentir falta de força ou energia – não necessariamente por preguiça. Praticar exercício com 75%, 50% ou 25% de intensidade ou volume ainda é melhor do que não fazer nada.

Às vezes, quando vou nadar, sinto que minha energia não está em 100%. Em vez de deixar a piscina e ir para casa, apenas faço menos voltas e mais pausas, mudo para um estilo menos exigente durante algumas voltas ou tento outra coisa (por exemplo, mergulhar).

Não seja vítima da mentalidade do "tudo ou nada". Não há problema em fazer algo mais fácil nos dias em que você não sente vontade de fazer nada. Basta fazer um esforço para fazer *algo*.

Mantenha registros

Um artigo de 2011 sobre a perda de peso e o engajamento em um diário alimentar e de exercícios na internet mostrou que as pessoas que usavam as ferramentas de automonitoramento muitas vezes eram mais propensas a perder peso do que aquelas que não as usavam com tanta frequência[38].

Eu mantenho um registro de treino das minhas sessões de musculação e anoto os pesos levantados em cada sessão. Isso facilita o acompanhamento do meu progresso, e é bom ver pequenas melhorias em cada ciclo.

Eu uso uma planilha simples de Excel para o meu próprio registro, mas há uma grande variedade de aplicativos que você pode baixar no seu telefone para registrar as suas atividades.

Os aplicativos mais populares para quem corre ou caminha muito não funcionam apenas como um pedômetro, também guardam os detalhes de cada sessão, tais como distância percorrida, velocidade, calorias queimadas e assim por diante.

Existem também aplicativos para musculação, que tornam mais fácil acompanhar e aumentar os pesos levantados durante cada sessão, para melhorar a intensidade ou simplesmente mantê-lo mais responsável, permitindo que você treine todos os dias.

Recompense-se

Pequenas recompensas no final de cada treino podem aumentar sua motivação nos dias em que você não estiver com vontade de se exercitar.

Às vezes, quando vou nadar, não me sinto motivado a completar meu número habitual de voltas. No entanto, quando digo a mim mesmo que vou entrar em uma jacuzzi por alguns minutos depois de terminar meu treino, tudo fica melhor, porque sei que há algo de bom esperando por mim no final da sessão.

Eu não preciso de motivação nenhuma para escalar, mas quando estou na academia de escalada, a visão de uma boa refeição quando eu voltar para casa – cansado após uma árdua sessão – pode me dar uma energia adicional durante a atividade.

Se houver uma sauna na sua academia, prometa-se passar um tempo de lazer nela assim que terminar o seu treino. Se estiver saindo para uma corrida, diga a si mesmo que você pode assistir as suas séries de TV favoritas sem culpa quando voltar. Se estiver dolorido por causa de um treino anterior e não sentir vontade de se exercitar de novo, diga a si mesmo que irá a um massagista – mas somente se completar seu treino do dia.

Idealmente, pense em recompensas saudáveis – ou pelo menos recompensas que não o façam retroceder. Sair para uma corrida de uma hora apenas para comer um enorme pedaço de bolo depois não é uma boa ideia. Reunir-se com os amigos para um café da tarde após uma pedalada de 90 minutos é melhor.

Ouça músicas, podcasts ou audiolivros

Um estudo de 2012 mostrou que ouvir música reduz a percepção do esforço enquanto você se exercita com uma intensidade baixa a moderada em aproximadamente 10%[39]. Além disso, ouvir suas músicas favoritas durante o exercício pode reduzir a resistência para se envolver com a atividade física.

Podcasts ou audiolivros também podem ser uma boa alternativa à música, caso goste de ouvi-los.

Embora não sejam capazes de reduzir a percepção do esforço, eles tornarão seus exercícios mais fáceis, e, possivelmente, você terá a sensação de que o tempo está passando mais rápido.

Eu geralmente não gosto de andar de bicicleta sozinho, mas, se estiver sem fazer isso há algum tempo e não conseguir encontrar um parceiro, baixo alguns podcasts em meu smartphone e os escuto durante a pedalada. Isso faz com que a atividade de pedalar sozinho seja mais empolgante.

Tire proveito da falácia do custo irrecuperável

A falácia do custo irrecuperável é a tendência de continuar fazendo algo quando um investimento em recursos como dinheiro, esforço ou tempo foi feito – mesmo quando não é mais racional continuar[40]. Em essência, é desperdiçar ainda mais recursos.

Por exemplo, as pessoas que compraram um ingresso de cinema não reembolsável verão o filme apesar de não quererem realmente (porque, de outra forma, "desperdiçariam" o dinheiro gasto pelo ingresso).

Embora na maioria dos casos a falácia do custo irrecuperável leve a decisões irracionais e ainda mais desperdício, você pode usá-la em seu benefício para se manter motivado ao exercício – simplesmente pague antecipadamente por um pacote de 3 meses, 6 meses ou 12 meses na academia (ou em outro lugar) e permita-se ser vítima da falácia para que você tenha mais motivação para não desperdiçar.

Eu costumo nadar uma vez por semana. Não acho tão divertido quanto outras atividades (embora ainda goste), então um pacote de 3 meses (apesar de ser extremamente barato) me dá motivações adicionais para ir à piscina pelo menos uma vez por semana. Eu não quero perder o dinheiro, mesmo que pular alguns treinos significasse perder apenas alguns dólares.

Embora essa técnica por si só não garanta que você fique motivado a se exercitar, é apenas outra ferramenta que vai ajudá-lo a manter suas resoluções, de preferência por tempo suficiente para desenvolver um hábito permanente.

COMO SE MANTER MOTIVADO A SE EXERCITAR: RECAPITULANDO

1. Definir metas – tanto os objetivos relacionados ao desempenho quanto os mais gerais – o manterão motivado nos estágios iniciais do aprendizado de um novo esporte e também ao praticá-lo por alguns meses ou mesmo por alguns anos.

Torne seus objetivos eSpecíficos, Mensuráveis, Alcançáveis, Realistas e Temporais, mas não fique tão obcecado com isso – se a sua principal razão para se exercitar for manter a saúde e a boa forma, você não precisa monitorar cada aspecto da sua performance. Defina metas simples para que você possa acompanhar o seu progresso e se motivar com ele, não necessariamente se tornar um atleta de nível internacional.

2. Caso tenha mais experiência com um determinado esporte, não defina apenas objetivos de longo prazo, mas também metas que levem a uma evolução rápida e visível (geralmente relacionadas a coisas que você não pratica com frequência, mas que não deixam de ser uma mudança bem-vinda do foco

principal). Essas divertidas "missões secundárias" o ajudarão a aproveitar mais suas sessões regulares.

3. Comece uma corrente em seu calendário e marque um grande X vermelho em cada dia que você se exercitar. Parece algo bobo a se fazer, mas pode ser suficiente para ajudá-lo a se manter motivado até que o hábito do exercício se torne algo permanente em sua vida

4. Não pense em termos de "tudo ou nada" nos seus dias de preguiça. Se não conseguir ir à academia, calce seus tênis de corrida ou participe de uma aula de ioga; faça ao menos uma alternativa fácil – alguns exercícios que usam o peso do próprio corpo em casa, uma breve caminhada ou alongamentos dinâmicos. É melhor do que nada, e você reduzirá o risco de perder o seu hábito por completo.

5. Mantenha um registro dos seus exercícios. O simples ato de anotar em um papel algumas palavras descrevendo a sessão será suficiente para acompanhar o seu progresso e aumentar a motivação em prosseguir ao ver a sua evolução.

6. Recompense-se por realizar os exercícios – especialmente nos dias em que você não sentir vontade de praticá-los. Certifique-se de que suas recompensas façam bem a você, ou, pelo menos, que não atrapalhem sua forma física. Foque no relaxamento e prazer, não em algo descontrolado.

7. A música pode reduzir a percepção de esforço durante o exercício. Se você praticar um determinado tipo de atividade sozinho, ouvir música pode ser uma boa maneira de ficar mais entusiasmado com o treino e fazê-lo parecer mais leve. Como alternativa, ouça podcasts ou audiolivros.

8. A falácia do custo irrecuperável (a tendência de continuar investindo em coisas em que você já investiu, mesmo que não seja mais algo que você queira fazer) pode ajudá-lo a permanecer motivado a se exercitar. Adquira um pacote de longa duração na academia (ou em qualquer lugar que você frequente para praticar esportes) e lembre-se disso da próxima vez em que não sentir vontade de se exercitar. Seu cérebro irracionalmente o levará a pensar que você tem muito a perder desperdiçando o seu dinheiro.

Consequentemente, maiores serão as suas chances de frequentar o local.

Capítulo 4: Como gostar de praticar exercícios

Você gostaria de começar a se exercitar, mas acha chato ou simplesmente não gosta. Mas será que é realmente tão sem graça assim? Será que você sempre tem que lidar com os exercícios físicos como se eles não fossem divertidos – apenas mais uma tarefa a ser feita?

Não necessariamente.

Neste capítulo, vamos abordar as dicas mais importantes sobre como começar a apreciar o exercício físico para que você não precise se forçar a fazê-lo e possa realmente desejar praticá-lo. É mais simples do que você imagina. Você só precisa aprender alguns truques para evitar os exercícios mais chatos e criar atividades físicas que o deixarão viciado (de forma positiva).

Faça isto e nunca mais volte a odiar os exercícios

"Se o seu treino parece uma obrigação, então não vale a pena". Essa é uma regra básica que o ajudará a evitar os tipos errados de exercícios.

É verdade que às vezes é preciso mais de uma ou duas sessões para aprender a gostar de uma atividade específica, mas geralmente é fácil dizer o que parece uma obrigação e o que é diversão. Em caso de dúvida, escolha a diversão.

Se você acha que a única razão pela qual está fazendo um determinado exercício é porque ele é bom para você, então, na verdade, ele é ruim para você. Inserir mais uma obrigação em sua vida "para o seu próprio bem" vai acabar gerando mais estresse. O exercício só deixa de ser um fardo para se torna uma atividade capaz de melhorar a qualidade da sua vida se você gostar dele e se o fizesse de bom grado mesmo que não trouxesse benefícios para a saúde.

Por essa razão, eu evito todos os tipos de aulas estruturadas nas quais o foco não é se divertir e ter espírito esportivo, mas considerar os benefícios gerais do exercício.

Uma regra geral é que, se a atividade não tiver um nome simples que a maioria das pessoas reconheça imediatamente e possa imaginar do que se trata, fique longe dela – a menos que você realmente a considere divertida.

"Exercícios para queimar gordura", "aeróbica para mulheres acima dos 40", "exercícios para barriga chapada" ou "choque fitness" são exemplos de aulas que você provavelmente achará chatas ou pelo menos não particularmente imersivas. Ioga, tênis, basquete ou golfe podem oferecer uma fonte interminável de inspiração e motivação para se exercitar, pois não se resumem apenas a queimar gordura abdominal.

Se você gosta das aulas estruturadas de ginástica, que ótimo – continue fazendo isso. Se, no entanto, você sempre as abominou, mas achava que era sua obrigação ir até a academia e participar delas porque "elas prometem uma barriga chapada, é isso que você quer", faça um favor a si mesmo e pare.

Não importa quanto tempo você continue frequentando essas aulas, elas nunca deixarão de ser um desafio para a sua força de vontade e um motivo para procrastinar. Elas ainda podem dar resultados, mas por que sofrer tanto se você pode optar por algo mais agradável?

Pergunte-se o que soa ou parece divertido – independentemente do quão bobo ou impróprio para sua idade, gênero, histórico, etc. – e experimente.

O *pole dancing* fascina você? Vá e faça. Sim, mesmo do sexo masculino. Você não é menos homem porque prefere fazer isso em vez de puxar ferro na academia.

Krav Maga parece algo que você faria com vontade? Você não é menos mulher se optar por dominar esse sistema israelense de autodefesa em vez de usar um top rosa e participar de aulas de aeróbica.

Jogue fora os estereótipos e vá para onde está a empolgação. Deixe os outros sofrerem fazendo exercícios que odeiam enquanto você coloca o seu corpo em movimento com um sorriso no rosto.

Eu poderia listar centenas de ideias de esportes aqui, mas, no fim, sua escolha final dependerá do que está disponível na sua região, de como encaixar a atividade na sua agenda, da sua empolgação e sua capacidade física de praticar o esporte.

9 Tipos de atividades físicas não-esportivas para você aproveitar

Suponhamos que você não consiga encontrar um esporte que gostaria de praticar. Ou que não quer aprender nenhum esporte especificamente – tudo o que você quer é movimentar o seu corpo de forma prazerosa e saudável. Embora eu considere que se concentrar em um esporte específico seja melhor, pois oferece estrutura e permite acompanhar seu progresso com facilidade, isso não significa que seja a única opção.

Abaixo estão algumas atividades físicas que não se concentram em um esporte específico e são boas maneiras de praticar uma atividade física. A maioria delas exige que você esqueça que é um adulto responsável e abrace um espírito infantil de diversão e exploração.

1. Vá até um corpo d'água

Vá até o corpo d'água mais próximo – um lago, mar, oceano, etc. – e passe uma manhã ou uma tarde inteira lá com um grupo de amigos ou familiares. Nade um pouco, faça uma caminhada, entre na água ou jogue frisbee.

Algumas horas passadas assim não parecem exercício, ao mesmo tempo em que você tem muitas chances de movimentar o seu corpo.

2. Faça trilha

Se você gosta de belas paisagens e de explorar regiões selvagens, poucas coisas são melhores do que as trilhas. Você consegue se beneficiar tanto do envolvimento com a natureza quanto do exercício.

As trilhas que levam algumas horas proporcionam bem mais do que a quantidade mínima de exercícios que você deve fazer por semana. Além disso, exercitam diferentes grupos musculares, especialmente quando você caminha em terrenos íngremes. E, é claro, elas não são como um conjunto entediante de exercícios – e é isso que estamos procurando.

3. Acompanhe uma criança

Se você já tentou acompanhar uma criança de 5 anos, sabe quanto energia ela tem e como é difícil não perder o fôlego ao tentar participar de todas as brincadeiras que ela inventa.

Consequentemente, é um tipo perfeito de atividade física para toda pessoa que não gosta de exercícios tradicionais. Não parece um exercício – porque não é exercício, é pura diversão. Isso também atende ao importante papel de fortalecer seu vínculo com a criança, seja seu sobrinho ou sobrinha, filho ou filha ou de algum amigo ou amiga.

4. Jogue Twister

Por favor, não diga que é coisa de criança. Pessoas de todas as idades podem tirar proveito das brincadeiras que envolvam destreza e, se você raramente se envolve em atividades físicas que exijam equilíbrio e flexibilidade, o Twister pode ser uma ótima escolha para você e para toda a família ou grupo de amigos.

5. Dance

Dançar é mais uma forma de se envolver em uma atividade física extenuante sem que pareça um exercício. Experimente uma dança tradicional e não uma aula de dança como Zumba – que pode parecer mais uma daquelas aulas chatas de aeróbica do que a dança e a arte que está por trás da atividade.

Não importa o tipo de dança que você pratique desde que goste dela. Algumas horas de dança por semana – ou uma noite inteira na semana – exercitará tanto o seu corpo que deixará a impressão de que você acabou de sair de um treino (embora a atividade não pareça um exercício).

6. Tenha um cachorro

Os cães são companheiros perfeitos para longas caminhadas. Um cão exige pelo menos três a quatro caminhadas por dia, cada uma com pelo menos 10 minutos de duração, o que, no total, resulta em aproximadamente o dobro da quantidade mínima de exercícios que você deve fazer por semana.

Para aumentar a intensidade da atividade física, procure um frisbee para cães e treine os seus membros superiores também. Não se sinta bobo correndo atrás do cachorro ou brincando com ele.

7. Viaje

Viajar pode ser uma ótima maneira de praticar mais exercícios se você passar mais tempo explorando as atrações locais e não apenas curtindo as espreguiçadeiras confortáveis da piscina.

Quando está em uma cidade diferente ou em outro país, você provavelmente tende a caminhar mais e, possivelmente, a se envolver em mais atividades físicas e esportivas em geral (por exemplo, caminhadas ou aulas de surf), só porque, para aproveitar as atividades locais, você precisa fazer isso (qual a graça de pegar um ônibus até Machu Picchu quando você pode caminhar pela trilha inteira?).

8. Faça sexo

Não pense nisso em termos de exercício e calorias queimadas. O sexo é uma forma natural e poderosa de estreitar laços e que também pode oferecer alguns dos benefícios do exercício.

Um estudo de 2013 com 21 casais comparou os efeitos entre o exercício moderado em uma esteira e o sexo. Os cientistas descobriram que o sexo é realizado com uma intensidade moderada e "por vezes, pode ser potencialmente considerado um exercício considerável"[41].

Embora não seja provável que o sexo se torne sua principal maneira de se exercitar, da próxima vez que você se achar dizendo que não tem tempo para o exercício, lembre-se de que pode substituí-lo por um tipo diferente de "treino" que provavelmente não será um fardo para a sua força de vontade.

9. Faça jardinagem e atividades ao ar livre

A jardinagem e, especialmente, coisas como arrancar ervas daninhas ou juntar folhas, é uma atividade calmante, quase meditativa, que não só ajuda a reduzir o estresse como faz você se movimentar um pouco, fortalecendo os seus músculos.

Outros tipos de atividades ao ar livre, como cortar sua própria lenha (em vez de comprá-la já pronta), ou fazer consertos em casa também contam como exercícios de baixa intensidade.

Arremesso de faca ou machado, habilidades que podem ser tecnicamente consideradas como esportes, também são uma boa maneira de passar o tempo de forma ativa e conseguir um treino sólido.

E se não for divertido?

Alguns tipos de exercício são necessários ou pelo menos recomendados para o seu treino, mas não necessariamente empolgantes. Um bom exemplo, no meu caso, é o alongamento estático que deve ser feito após cada treino.

Para tornar o alongamento mais agradável, tento me concentrar nas pequenas coisas que aprecio na atividade – como a sensação dos meus músculos se alongando ou uma experiência quase meditativa de suportar a dor quando se trata de alongamentos mais dolorosos.

Se tiver dificuldade em praticar exercícios que você ache necessários, mas não divertidos, tente descobrir pequenas maneiras de torná-los mais agradáveis. Uma música pode funcionar ou talvez fazer determinada atividade com um amigo. Quando combina todas essas pequenas coisas em uma só, é provável que você associe uma atividade que, de outra forma, seria desagradável ou chata, aos aspectos que são divertidos.

Embora eu não considere o alongamento divertido e não o fizesse se não fosse necessário para a prevenção de lesões e a flexibilidade em geral, aguardo ansiosamente pela experiência calmante da sessão de alongamento pós-treino (e especialmente os benefícios da prevenção de lesões associados à atividade e que me permitem aproveitar mais os meus exercícios divertidos).

COMO GOSTAR DE PRATICAR EXERCÍCIOS: RECAPITULANDO

1. As aulas estruturadas são uma boa maneira de aprender a não gostar de nenhum tipo de atividade física e nunca ter vontade de praticá-las. Como essas atividades geralmente se concentram na realização de um exercício específico e no trabalho de um determinado grupo muscular em vez de focar na diversão e no autodomínio, é melhor evitá-las e escolher algo que sempre tenha atraído você.

Por outro lado, se você gosta dessas aulas, continue com elas – o segredo é encontrar algo com o que você se divirta, independentemente da opinião dos outros.

2. Você não precisa praticar um esporte específico para se envolver em atividades físicas. Existem pelo menos nove maneiras de movimentar o seu corpo sem praticar nenhum esporte específico. Essas ideias incluem: ir até um corpo d'água, fazer trilhas, acompanhar uma criança, participar de jogos que envolvam destreza como o Twister, dançar, brincar ou caminhar com um cachorro, viajar, fazer

sexo e praticar jardinagem ou outros tipos de atividades ao ar livre

3. Se você precisar fazer algum tipo específico de atividade pela qual não anseie, torne-a mais agradável tentando descobrir pequenas coisas que você aprecia nela (por exemplo, a sensação dos músculos se alongando) ou torne a experiência mais suportável ouvindo sua música favorita ou praticando com um amigo.

Capítulo 5: Como melhorar a recuperação, prevenir lesões e lidar com a dor muscular

Talvez você já se exercite há um ano ou dois e esteja sofrendo de pouca energia, dor ou esgotamento. Ou pode ser que, toda vez que inicia uma nova sequência de exercícios, seu corpo fica tão dolorido que você não deseja se exercitar novamente e então retorna aos hábitos antigos.

Uma razão comum que leva as pessoas a pararem de se exercitar é a dor contínua, as lesões ou a dor associada à atividade física. Na verdade, o desconforto físico é provavelmente a parte mais desafiadora da introdução de um hábito de exercícios para as pessoas que estão acostumadas a um estilo de vida sedentário.

Afinal, é relativamente fácil sair do seu sofá e fazer sua primeira sessão de exercício, mas fica muito mais difícil quando você acorda no dia seguinte e cada músculo do seu corpo parece que foi dilacerado.

Se você está começando, a dor muscular é garantida. Uma lesão – mesmo uma pequena que passa em poucos dias – também é uma possibilidade para um corpo não treinado. Isso pode dissuadir você da sua próxima sessão de exercícios, quebrando a sua corrente. Infelizmente, quanto mais tempo parado, mais dolorido você provavelmente ficará depois do próximo treino.

A DOMS (dor muscular tardia) não pode ser evitada se fizer muito tempo que você não se exercita. No entanto, de acordo com Brad Schoenfeld e Bret Contreras e, ao contrário do que algumas pessoas pensam, experimentar dor muscular depois de uma sessão de treino não é um bom indicador de que seu exercício foi eficaz ou não[42].

Em outras palavras, não caia na armadilha de pensar que, se você se sentir dolorido, é porque teve um bom treino – essa é uma maneira distorcida de pensar que pode fazer você associar o exercício com a dor, o que levará a problemas com a força de vontade.

Além disso, pode levar a uma lesão – o que fará com que seu novo hábito se torne impraticável ou mesmo impossível.

Embora a DOMS não possa ser totalmente evitada, você pode reduzir sua gravidade. Quanto às lesões, a maioria dos riscos pode ser eliminada seguindo algumas dicas simples. Consequentemente, você reduzirá o risco de criar barreiras adicionais ao seu hábito de exercícios.

Uma vez que é difícil estudar a DOMS ou a recuperação e fornecer evidências conclusivas sobre as possíveis terapias, as oito ideias a seguir são apenas sugestões que podem ser tentadas e não receitas perfeitas que funcionam para todos. Ainda assim, experimente-as da próxima vez em que se sentir dolorido, e você provavelmente reduzirá sua resistência ao próximo treino.

1. Use o rolo de espuma

Uma vez que a autolibertação miofascial (liberação da tensão muscular direcionada) é uma forma de terapia que está surgindo agora, ainda não há suficientes evidências científicas conclusivas sobre ela (por exemplo, os estudos disponíveis foram feitos com apenas alguns participantes).

No entanto, uma revisão sistemática de 2015 sugere que o rolo de espuma pode ser eficaz tanto no pré-treino como no pós-treino para reduzir a dor muscular[43]. Outra revisão sistemática de 2015 também sugere que o rolo de espuma pode melhorar a recuperação[44] e ajudar na força de vontade para continuar se exercitando.

Um estudo canadense de 2015 sobre o rolo de espuma e a DOMS mostrou que 20 minutos de autolibertação miofascial após o exercício (imediatamente após, 24 horas depois e 48 horas depois) reduziram a DOMS em 8 participantes quando medido pelo tempo de sprint, força e resistência dinâmica[45]. Isso não é, de modo algum, uma prova definitiva de que funcionará para você, mas é uma boa ideia testar, pois você só tem a ganhar.

Se quiser testar como a autolibertação miofascial funciona em seu corpo, invista em um rolo de espuma e veja alguns vídeos com instruções no YouTube sobre como usá-lo. Então, passe a usá-lo depois de cada sessão de treino e, idealmente, também nos dois dias seguintes (isto é, quando seus músculos estarão mais doloridos).

Tenha em mente que se exercitar com o rolo de espuma será doloroso, especialmente durante as primeiras semanas, quando você terá de lidar com as tensões acumuladas em todo o seu corpo. No entanto, liberar as tensões e relaxar os músculos o ajudará a se sentir melhor em geral, facilitando assim a prática de exercícios.

No momento em que escrevo este livro, tenho usado meu rolo de espuma religiosamente, três vezes por semana há cerca de dois anos. Eu o considero uma ferramenta extremamente útil para reduzir a tensão nas costas e panturrilhas, o que me ajuda a ter um melhor desempenho durante meus exercícios, além de reduzir o risco de lesões.

2. Receba uma massagem

Descobriu-se que a massagem é eficaz para aliviar a DOMS, mas não para melhorar a função muscular. Em outras palavras, é útil pelos benefícios psicológicos com a redução da dor, mas não vai melhorar a recuperação física do seu corpo.

Um estudo de 2003 mostrou que a massagem realizada duas horas após o exercício não melhorou a função dos músculos isquiotibiais, mas reduziu a intensidade da dor 48 horas após o exercício[46].

Outro estudo em 2005 determinou que uma massagem esportiva de 10 minutos, 3 horas após o exercício, foi eficaz para aliviar a DOMS em aproximadamente 30%. Também foi útil na redução do inchaço[47].

E outro artigo de 2005 concluiu que "a massagem pós-exercício demonstrou reduzir a gravidade da dor muscular, mas a massagem não tem efeitos sobre a perda funcional muscular"[48].

Finalmente, uma revisão de 2013 sobre os efeitos da terapia de massagem na DOMS mostrou evidências inconclusivas no mesmo sentido – a massagem pode ajudar na dor, mas não no aprimoramento do desempenho[49].

Se estiver apenas dando início ao seu hábito de exercícios, é possível que a dor represente uma barreira para você se exercitar novamente em dois ou três dias. Se sentir vontade de experimentar, receba uma massagem (massagem esportiva profunda, não uma massagem relaxante tradicional) nos músculos mais ativos durante o exercício. Mesmo que não ajude na recuperação física, ajudará a reduzir a dor – e, com isso, será mais fácil se exercitar novamente.

3. Tome café ou chá

Surpreendentemente, a cafeína é boa não só para transformar zumbis em pessoas pela manhã, mas também para reduzir a dor muscular.

Um estudo de 2013 mostrou que a ingestão de cafeína imediatamente antes do treinamento de resistência da parte superior do corpo aumenta o desempenho. Além disso, a ingestão de cafeína continuada nos dias após o exercício diminuiu a percepção da dor[50].

Parece que você tem mais uma boa razão para continuar tomando café ou chá. É verdade que as cápsulas de cafeína provavelmente funcionam melhor, mas uma boa xícara de chá ou café ainda deve ajudar não só dando mais energia para o treino, mas também reduzindo a dor depois dele.

4. Ingira os nutrientes adequados

Estudos com pequenas amostragens sugerem que uma nutrição adequada pode ajudar com a recuperação, bem como com a dor muscular.

Por exemplo, um estudo de 2006 com 17 homens mostrou que o suplemento de aminoácidos reduz a perda de força muscular associada ao exercício[51].

Um estudo de 2010 com 12 mulheres confirmou as mesmas descobertas de que o dano muscular pode ser suprimido com a suplementação com BCAA antes do exercício[52].

A maneira mais simples de obter aminoácidos antes do exercício é consumindo BCAA (aminoácidos de cadeia ramificada). Eles podem ser comprados em forma de cápsula ou em pó em todas as lojas de suplementos (e provavelmente na sua academia também).

Os antioxidantes são outra peça do quebra-cabeça. Eles reduzem a inflamação excessiva, promovendo a recuperação e reduzindo a dor.

Um artigo de 1996 sobre o papel das vitaminas e enzimas antioxidantes na prevenção do dano muscular induzido pelo exercício afirma que "a questão de saber se as vitaminas antioxidantes e as enzimas antioxidantes desempenham um papel protetor no dano muscular induzido pelo exercício pode ser respondida afirmativamente. Os estudos analisados em humanos indicam que a suplementação de vitaminas antioxidantes pode ser recomendada aos indivíduos que praticam exercícios pesados regularmente"[53].

Um estudo de 2012 sobre os mirtilos e o dano muscular induzido pelo exercício mostrou que um *smoothie* de mirtilo antes e depois do exercício acelera a recuperação da força isométrica do pico muscular.

Há também estudos que tratam dos efeitos benéficos do suco de cereja na melhora na recuperação.

Em um estudo britânico, o consumo de 350 ml de suco de cereja duas vezes ao dia durante oito dias diminuiu alguns dos sintomas do dano muscular induzido pelo exercício[54].

Outro estudo de 2011 concorda, mostrando que o suco de cereja *Montmorency* reduz os danos musculares causados pelo exercício intensivo de força[55].

Mais um estudo em 2010 sobre o suco de amarena após uma maratona também confirmou as mesmas descobertas. Como os cientistas comentaram: "O suco de cereja parece fornecer um meio viável para ajudar na recuperação após um exercício extenuante, aumentando a capacidade antioxidante total, reduzindo a inflamação e a peroxidação lipídica, ajudando assim a recuperar a função muscular"[56].

Por último, mas não menos importante, um estudo americano de 2010 mostrou que a ingestão de suco de amarena durante 7 dias antes e durante um árduo evento de corrida pode minimizar a dor muscular pós-corrida[57].

Todos esses estudos sugerem que os alimentos ricos em propriedades antioxidantes e anti-inflamatórias podem ajudar a reduzir o dano muscular e a dor durante o exercício extenuante. Compre frutas vermelhas e suco de cereja (amarena), consuma-os antes e depois do exercício e você sofrerá menos após os primeiros exercícios e terá mais força de vontade para continuar.

5. Aqueça-se, alongue-se, esfrie o corpo

É importante preceder cada sessão de exercícios com um aquecimento adequado (pré-treino) e segui-lo com uma sequência de exercícios como polichinelo, bicicleta ergométrica, corrida leve, etc. O objetivo de um aquecimento é deixar o seu corpo pronto para o exercício e reduzir o risco de lesões. O objetivo do resfriamento é ajudar na transição do seu corpo do exercício para o descanso.

Um artigo de 2007 mostrou que você deve realizar um aquecimento e um protocolo de alongamento nos 15 minutos antes da atividade física para conseguir um maior benefício e evitar lesões[58].

Uma meta-análise de 2010 com 32 estudos determinou que um aquecimento melhora o desempenho em 79% dos critérios examinados e que "há poucas evidências para sugerir que o aquecimento é prejudicial aos participantes esportivos".[59] Embora sejam necessários estudos mais bem conduzidos para provar o papel benéfico de um aquecimento, é seguro dizer que um aquecimento é tão necessário quanto todos os treinadores esportivos afirmarão a você.

Existem dois tipos de alongamento, ambos necessários para a prevenção de lesões, além de melhorar a recuperação e minimizar a dor muscular.

O primeiro tipo é o alongamento estático, com o qual você provavelmente está mais familiarizado – manter um alongamento por 30 a 90 segundos, geralmente com uma sensação de queimação nos músculos alongados.

Esse tipo de alongamento só deve ser feito após os exercícios e nunca antes deles porque pode prejudicar a força, causando instabilidade articular[60]. Uma meta-análise de 2013 concluiu que o uso do alongamento estático como única atividade durante a rotina de aquecimento deve geralmente ser evitado devido à redução de força, potência e desempenho explosivo[61].

O alongamento estático – quando feito após um treino – é benéfico para uma melhora na recuperação e na força, mas não necessariamente para a DOMS (uma meta-análise de 2011 sugere que não reduz a DOMS em nada[62]).

Como Pavel Tsatsouline, o antigo instrutor de treinamento físico das Forças Especiais da União Soviética, escreve em seu artigo: "Os benefícios do alongamento são enormes. O alongamento pode aumentar sua força em 10%. É muita coisa. O homem [um mestre esportivo russo, Alexander Faleev] explica que 'quando você levanta peso, seus músculos se contraem. E, após o treino, os músculos permanecem contraídos por algum tempo. A restauração seguinte do comprimento dos músculos é a recuperação. Até que o músculo não tenha restaurado seu comprimento, ele não se recupera. Por isso, quem não alonga seus músculos retarda o processo de recuperação e retarda seus ganhos'. Além disso, a tensão e o relaxamento são dois lados da mesma moeda, 'se o músculo esquecer como se alongar, ele vai se contrair de forma pior. E isso é a estagnação da força'"[63].

Eu aprendi minha lição sobre o poder do alongamento estático quando meu terapeuta manual recomendou que eu começasse a fazer isso depois de cada sessão de escalada para a dor nas articulações dos dedos e dos pés (ambos comuns entre os escaladores principiantes) e para a prevenção geral de lesões em todo o corpo. Depois de apenas uma semana, notei uma diminuição considerável na dor e uma grande flexibilidade geral na escalada. Três semanas depois, a dor era quase inexistente. Eu passei a acreditar nisso desde então.

O segundo tipo de alongamento é o alongamento dinâmico, também chamado de alongamento balístico. Você deve incluir esse tipo antes do exercício, juntamente com um aquecimento. Ao contrário do alongamento estático, um estudo de 2008 descobriu que o alongamento dinâmico melhora o potência, força, resistência muscular, capacidade anaeróbica e desempenho de agilidade[64].

Uma vez que comecei a dar mais foco ao alongamento dinâmico e ao aquecimento antes das minhas sessões de escalada, reduzi a ocorrência de pequenas dores ao escalar e também desfrutava de uma maior flexibilidade.

Explicar como realizar alongamentos estáticos ou dinâmicos vai além do escopo deste livro. Uma rápida pesquisa no YouTube fornecerá a você todas as sequências necessárias para os devidos alongamentos pré-treino e pós-treino.

6. Vá a uma sauna

Um estudo tailandês e malaio de 2015 mostrou que ir a uma sauna antes do exercício pode ajudar a reduzir a DOMS dos extensores dos punhos[65]. Essas descobertas são consistentes com o conselho geral de que, se você quiser tratar a dor muscular, o aumento do fluxo sanguíneo para os músculos e o subsequente aumento da entrega de oxigênio pode ajudá-lo a se sentir melhor.

O especialista em medicina esportiva David Geier diz, em um artigo sobre saunas e recuperação, que uma sauna "faz você suar e pode ajudar a liberar endorfinas. E o calor também aumenta o fluxo sanguíneo para o músculo e as partes periféricas do corpo, o que provavelmente ajuda os músculos doloridos a ficarem melhor temporariamente".

Ele também aponta que apesar de se sentar em uma sauna não ser uma boa ideia depois de um treino – sentar-se em uma sauna por mais de cinco minutos é uma forma de exercício passivo que atrasará o processo de recuperação – passar alguns minutos em uma sauna antes do seu treino é uma ideia melhor porque "pode realmente ajudá-lo a se sentir aquecido e a aliviar a dor muscular imediata"[66].

Para resumir, embora uma sauna pós-treino provavelmente não o ajude muito a longo prazo, fará você se sentir melhor temporariamente e pode prepará-lo psicologicamente para o próximo treino. Para um maior benefício, considere ficar alguns minutos em uma sauna antes de se exercitar.

7. Durma

Uma recuperação adequada não pode acontecer sem um sono de alta qualidade. Numerosos estudos mostraram que a perda de sono[67] – e especialmente a perda crônica de sono – afeta negativamente o desempenho humano em grande medida[68, 69].

Uma análise de 2014 mostrou que a privação do sono pode ter "efeitos significativos no desempenho atlético, especialmente no exercício submáximo e prolongado. O sono comprometido também pode influenciar a aprendizagem, a memória, a cognição, a percepção da dor, a imunidade e a inflamação"[70].

Não há dúvida de que o sono é parte obrigatória de um regime de recuperação adequado. Idealmente, você deve dormir horas suficientes todos os dias, e não tentar recuperar o sono nos fins de semana. O sono de recuperação durante o fim de semana não eliminará magicamente todos os sintomas da falta de sono[71], pois é necessário mais tempo para corrigir a privação de sono de longo prazo.

O interessante é que a falta de um sono adequado pode aumentar a sensibilidade à dor para dor aguda (com duração inferior a 3 a 6 meses) e dor crônica[72]. Caso sofra de uma lesão ou tenha alguma dor crônica, você deve dedicar uma atenção ainda maior ao seu sono.

Quanto à quantidade de sono necessária, tudo depende de como você se sente. Depois de dias particularmente cansativos (com natação, tênis e escalada), eu durmo até 10 horas ou mais se sentir que preciso. Eu não me condeno pela manhã por não ter acordado cedo o suficiente. As duas horas adicionais que eu poderia "ganhar" se eu acordasse antes estenderia meu tempo de recuperação, ao mesmo tempo em que reduziria meu senso geral de bem-estar e desempenho.

8. Exercite-se novamente

Por último, mas não menos importante, a notícia que você provavelmente não quer ouvir: uma das melhores maneiras de reduzir a DOMS é se exercitar novamente.

A hipoalgesia induzida pelo exercício (aumento dos limiares de dor e tolerância à dor graças ao exercício) foi comprovada no treinamento de resistência em esportes como corrida, ciclismo e natação[73]. Se você sofre de dor muscular, andar de bicicleta, correr ou nadar pode ajudar a aliviar a dor temporariamente.

Sempre que sofro de DOMS, geralmente me exercito mais apesar da dor. Você não sentirá mais dor se exercitando do que esperando ela passar, e a dor será muito reduzida após o treino.

Tenha em mente que você não precisa envolver seus músculos com a mesma intensidade que o dia anterior. O exercício leve – mesmo que seja apenas uma caminhada simples para dor nas pernas – já ajuda.

Quando o conhecimento geral pode, na verdade, reduzir a sua força de vontade

Muitos atletas passam por duchas frias, recorrem à terapia de contraste (alternam entre duchas quentes e frias) ou mergulham na água fria para melhorar a recuperação ou reduzir a DOMS. É possível que você siga esse conselho, e, sem saber, reduza sua força de vontade usando essa terapia para a aplicação errada.

A ciência não encontrou evidências sólidas de que algum desses métodos por si só seja suficiente para reduzir a DOMS de forma notável. Na verdade, surgem mais e mais estudos afirmando que a terapia fria fornece apenas um efeito placebo, afetando negativamente o desempenho.

Um estudo japonês de 2015 descobriu que o grupo de participantes que usava o resfriamento após o exercício experimentavam aumentos consideravelmente mais baixos ou nenhum aumento da força, do diâmetro muscular e da resistência quando comparados ao grupo que não usou o resfriamento[74].

Em outras palavras, ouvir conselhos comuns pode, na verdade, deixá-lo mais fraco da próxima vez em que você se exercitar, e então desencorajá-lo de vez.

Alguns estudos sugerem que existe uma possibilidade de que tais terapias possam – de forma muito pequena, estatisticamente insignificante – ajudar com a recuperação autorreferida (e não medidas objetivas, como aumento da força)[75].

Um estudo francês de 2010 mostra que a crioterapia em todo o corpo após o exercício rigoroso pode ajudar[76], embora eu não consiga imaginar a maioria das pessoas procurando uma câmara de crioterapia imediatamente após um treino com a intenção de suportar três minutos em -110 °C apenas para melhorar um pouco a sua recuperação.

Como Gabe Mirkin, especialista em medicina esportiva, diz: "O gelo é bom para um efeito placebo"[77]. Se evidências anedóticas o convencem, pode valer a pena tentar uma terapia simples com duchas frias ou compressas frias, mesmo que apenas para melhorar a percepção do seu próprio bem-estar ou efeito placebo (ainda ajuda, certo?).

Um artigo de pesquisa singapuriano de 2010 diz que "uma abordagem holística para a recuperação dará uma resposta melhor do que uma técnica de recuperação isolada"[78]. Se a terapia fria fizer você se sentir bem e o ajudar a manter sua motivação para se exercitar, apesar da dor, continue com ela.

No entanto, de acordo com o professor de ciência do exercício, David Pascoe, da Universidade de Auburn, se estiver em busca do máximo de força, é melhor evitar[79]. Como ele diz: "Se os atletas que estiverem muito doloridos entrarem em uma banheira e saírem se sentindo bem, eles terão um treino melhor. Isso pode ser suficiente para considerar o gelo se você não estiver preocupado com ganhos musculares e de força".

Se, no entanto, você sabe que os ganhos reduzidos diminuirão sua motivação, concentre-se em uma abordagem mais holística, fazendo os devidos aquecimentos, se alongando, seguindo outras formas sugeridas de pré-treino para reduzir a DOMS e simplesmente se exercitando apesar da dor.

Note-se, porém, que o que cobrimos se aplica apenas aos efeitos da terapia fria em recuperação e DOMS, não aos outros benefícios para a saúde que ela pode fornecer (como alívio da dor em caso de lesões).

Como fazer uma pausa sem destruir seu hábito

O senso comum faria você pensar que, quando comparasse uma pessoa treinando 52 semanas por ano com uma pessoa que treina 16-24 semanas por ano, a primeira seria muito mais forte do que a última. No entanto, como o preparador físico Jason Feruggia e qualquer treinador de força diriam a você, os ganhos de força não são tão diferentes em nenhum desses casos, e os atletas que descansam por mais tempo podem realmente ter maiores ganhos[80].

Consequentemente, as pausas são boas para você e podem ajudá-lo a obter resultados iguais ou melhores com menos esforço – desde que você consiga voltar à sua rotina depois de fazer uma pausa. E aqui reside o maior problema – como retomar o hábito da prática de exercícios se você fizer uma pausa de uma ou duas semanas, ou mesmo um mês inteiro no caso de uma pausa forçada devido a uma doença ou a uma lesão?

A coisa mais importante que você deve lembrar é nunca parar de se exercitar totalmente. A inatividade física completa promove a preguiça de um jeito do qual é difícil escapar quando a pausa termina.

Se for forçado a fazer uma pausa e a abandonar todos os tipos de exercício devido a uma doença ou a uma lesão, pelo menos tente se movimentar um pouco – tanto quanto o seu médico permitir. Se estiver fazendo uma pausa para se recuperar, pare por uma semana ou duas com seus exercícios regulares e mais extenuantes, mas continue fazendo outras atividades de baixa intensidade, como caminhadas, bicicleta, etc.

A cada doze semanas, fico uma semana ou duas sem fazer musculação. Essas pausas reduzem muito a quantidade de exercícios que pratico, mas elas só servem como uma ferramenta de recuperação para mim – elas não causam nenhum problema depois que eu retomo a minha rotina. Dar um tempo da academia não significa que eu paro de me exercitar. Eu apenas interrompo minhas sessões de musculação para deixar meu corpo se recuperar enquanto eu ainda pratico outros esportes, embora geralmente com menor intensidade.

Além disso, esses intervalos servem a outro objetivo importante – eles me ajudam a me manter motivado na musculação, evitando o esgotamento psicológico e físico em geral e/ou lesões que têm maiores chances de acontecer quando você treina demais.

Se você mantiver algum tipo de rotina de exercícios durante uma pausa – mesmo que seja apenas algumas caminhadas por semana – isso será o suficiente para ajudá-lo a retomar sua rotina anterior quando estiver pronto a fazê-lo.

E se voltar à sua velha rotina significar experimentar os problemas que você não tem vontade de encarar, como músculos doloridos e relutância geral em se exercitar, mesmo sabendo que gostará da atividade depois de retornar ao hábito?

Nesse caso, comece devagar e aumente a intensidade gradualmente até sentir que voltou à forma e mentalidade anteriores. Quando volto para a academia depois do intervalo de uma semana, não começo com os pesos que levantei da última vez em que estive na academia. Eu reduzo a intensidade em 10%, o que ainda faz com que o treinamento pareça sólido, mas não tão desafiador que eu não consiga mover meu corpo no dia seguinte.

O mesmo conselho se aplica a outros tipos de esportes. Se você passar 2 horas pedalando quatro vezes por semana e fizer uma pausa de 14 dias do ciclismo, não comece com quatro sessões de 2 horas por semana quando você voltar. Pegue mais leve, começando com duas ou três sessões de 90 minutos na primeira semana. Assim, será mais fácil para o seu corpo se adaptar novamente à sua rotina anterior, reduzindo a dor e a relutância geral ao exercício.

É uma boa ideia desenvolver seu próprio sistema de recuperação e cumpri-lo religiosamente. Por exemplo, eu sempre faço uma pausa de uma semana da academia a cada três meses. Além disso, também aumento o número de dias de recuperação de outros esportes (como a escalada) sempre que eu sinto que tenho pouca energia. Até mesmo um dia de descanso a mais pode ter enormes efeitos sobre a sua motivação geral, ajudando a manter sua rotina de exercício de forma permanente.

No entanto, não caia na armadilha de fazer pausas por capricho. Planeje-as com antecedência, evitando as pausas motivadas por suas emoções, apenas porque você não está com vontade de se exercitar em determinado dia. Tal comportamento pode levar à destruição do seu hábito, reduzindo a sua motivação.

Por último, mas não menos importante, não se sinta culpado por fazer uma pausa. Desde que você a faça semanas ou meses depois de desenvolver um hábito permanente de exercícios (e não da primeira vez em que enfrentar obstáculos), não fará mal algum e só tem a ajudar.

COMO MELHORAR A RECUPERAÇÃO, PREVENIR LESÕES E LIDAR COM A DOR MUSCULAR: RECAPITULANDO

1. Se você começar a se exercitar, a dor muscular é algo garantido. Existe também um risco maior de lesão, especialmente se o seu corpo não estiver acostumado com o exercício. Consequentemente, vale a pena aprender e adotar diferentes maneiras de gerenciar a DOMS, melhorar a recuperação e prevenir lesões.

O rolo de espuma no pós-treino é uma maneira eficaz de reduzir a DOMS, bem como prevenir lesões. A massagem esportiva também é útil, mas só serve como benefício de redução psicológica da dor. Beber cafeína comprovadamente também diminui a percepção da dor.

Uma nutrição adequada também pode promover a recuperação, bem como reduzir a dor após o exercício. Ingerir aminoácidos essenciais na forma de BCAA pode ajudar, e também alimentos ricos em antioxidantes que reduzem a inflamação, como o mirtilo ou o suco de amarena.

O alongamento dinâmico antes dos treinos ajuda no desempenho e reduz o risco de lesões, enquanto que o alongamento estático após os exercícios ajuda a otimizar a recuperação. Não se esqueça das sequências adequadas de aquecimento e esfriamento, pois ajudam o seu corpo a se preparar para o exercício (ou ajudam na transição do exercício para o descanso) e previnem lesões.

Ir a uma sauna após um treino é outra estratégia que pode ajudar a diminuir a dor e fazer você se sentir melhor, embora os efeitos sejam principalmente psicológicos e temporários. Para reduzir a dor e como forma de aquecimento, considere uma sessão curta de 5 minutos em uma sauna antes do exercício.

Não se esqueça de que a recuperação – física e psicológica – não pode acontecer sem um sono de alta qualidade.

Por fim, uma das formas mais eficazes de lidar com a dor e ajudar seu corpo a se recuperar mais rapidamente é se exercitando novamente. Até mesmo uma caminhada de baixa intensidade pode ajudar a reduzir a dor.

2. A terapia fria para melhorar a recuperação e a redução da DOMS pode, na verdade, ser prejudicial para o seu desempenho no próximo treino, deixando-o mais propenso a desistir de se exercitar. Os estudos não são conclusivos, mas sugerem que o gelo no tratamento da DOMS oferece apenas um efeito placebo e faz sentido somente pelos benefícios psicológicos, não para o ganho de força e resistência.

3. Ao fazer uma pausa do exercício, não pare de se exercitar completamente. Tente fazer alguma atividade física para que, quando retomar sua rotina, você não aumente dramaticamente a quantidade de exercícios de uma só vez.

As pausas regulares – quando não realizadas por capricho e planejadas antecipadamente antes de desenvolver lesões ou esgotamento - podem ajudar na motivação para se exercitar durante os próximos anos. Não se sinta culpado por fazer isso. Quando feitas corretamente, elas só o ajudarão a progredir.

Capítulo 6: Outras questões relacionadas ao exercício

Há muitas questões relacionadas ao exercício que eu só tratei parcialmente nos capítulos anteriores ou não abordei antes, mas que são partes importantes da equação na hora de criar um hábito de exercícios para toda a vida.

Neste capítulo, falaremos sobre como lidar com as outras pessoas e a abordagem delas ao exercício ou ao fato de você se exercitar. O apoio (ou a falta dele) pode ajudar ou acabar com seus planos de boa forma, e é importante saber como lidar com esse problema.

Em segundo lugar, falaremos sobre como gerenciar suas expectativas (definir expectativas erradas o desencorajará de se exercitar) e lidar com o problema da autocrítica, desconforto e baixa autoestima durante o exercício.

Por fim, vamos cobrir as estações e como elas afetam os hábitos de exercício (e o que fazer para manter seu hábito, apesar de invernos rigorosos).

Como lidar com as outras pessoas

Conforme mencionado brevemente no prólogo, um estudo realizado em 2009 revelou que a falta de apoio é a barreira número 1 para a prática de exercícios, superando a falta de força de vontade. Isso significa que outras pessoas podem ajudar ou acabar com as suas resoluções, e a influência de outros tem muito a ver com a sua aparência e os seus sentimentos.

No cenário mais comum, quando você começa a se exercitar, um ou mais dos seus amigos (ou membros da família) que pouco ajudam e são fisicamente inativos começam a fazer piadas com você ou a exibir resistência à sua mudança de várias outras maneiras. Isso essencialmente comunica a ideia de "não se atreva a mudar sua vida para melhor". Se você fizer isso, ficará óbvio que a pessoa é incapaz (ou não está disposta) a fazer essas mudanças também.

Embora existam dezenas de maneiras diferentes de lidar com esse problema, o único conselho que eu achei mais útil é se concentrar em você e ignorar o que os outros estão dizendo.

Tudo se resume a confiar em si mesmo e em suas decisões. Se você sabe que o exercício mudará sua vida para melhor, por que deixar que os outros o influenciem a parar de melhorar? Por medo de ser julgado por eles?

Mas eu não acredito que você deva ser um lobo solitário tentando mudar sua vida sem nenhum apoio. Ignorar os outros e confiar em si mesmo é o primeiro passo. O segundo passo é se cercar de pessoas que compartilham sua atitude.

Felizmente, quando você começar a se exercitar, será extremamente fácil fazer amizade com outras pessoas que querem mudar suas vidas ou que já as mudaram.

Na academia de escalada que frequento, é possível conhecer uma grande variedade de pessoas. A grande maioria delas compartilha uma coisa: elas amam escalar e apoiam os outros que compartilham sua paixão.

Seja você uma mãe solteira de 40 anos, um estudante com excesso de peso de 25 anos ou um homem de 55 anos com barriga, a maioria ficará feliz em dar conselhos, orientação e apoio para que você possa aprender o esporte. As amizades ocorrem naturalmente quando vocês estão enfrentando a mesma dificuldade ou tentando avaliar a mesma rota de escalada.

As coisas não são diferentes em outros locais repletos de entusiastas por um esporte. Se você for a uma academia, tanto os funcionários como os colegas o ajudarão. Se quiser aprender a dançar, outros bailarinos apaixonados estarão lá para apoiá-lo.

Se a falta de apoio o incomoda muito, escolher um esporte que possa ser praticado com os outros facilitará a amizade com pessoas que o apoiarão (e o ajudará a ignorar as pessoas que não ajudam).

Sempre que puder, ter um amigo ou membro da família ao seu lado é melhor, mas se não for possível, olhe ao redor e faça novas amizades. Não há nenhuma regra que o proíba de fazer novos amigos que o apoiem durante a aprendizagem de um novo esporte.

Alternativamente, considere fazer parte de um fórum dedicado à atividade física ou ao esporte que você deseja aprender. Você também pode encontrar uma rede social relacionada (ou utilizar aquelas que você já usa para seguir e interagir com pessoas interessadas pela mesma atividade).

Muito do conhecimento e da inspiração nos esportes que pratiquei até hoje veio de interações online – tanto na forma passiva, lendo as postagens e artigos de outras pessoas, como de uma maneira mais direta, com mensagens privadas e em busca de conselhos pessoais.

Lembre-se de que muitas pessoas tentam dar conselhos bem-intencionados, mas não têm muita experiência. Nos fóruns, uma alta contagem de postagens e a reputação podem ajudar a identificar quais conselhos são valiosos e quais não são. Nas redes sociais, pode ser mais difícil verificar, embora geralmente você possa confiar nos usuários mais ativos que fornecem conselhos minuciosos.

Independentemente da experiência, todas as pessoas nesses lugares – tanto iniciantes quanto especialistas – podem oferecer apoio para você continuar se exercitando. Muitos fóruns permitem a criação de um tópico de progresso que funciona da mesma forma que um diário público de seus esforços. Se não se importar de divulgar algumas informações sobre você online, considere criar seu próprio tópico de progresso para que você possa receber conselhos pessoais das pessoas e se tornar uma inspiração para outras.

Como gerenciar suas expectativas

Quando você começa a se exercitar, é possível que estabeleça expectativas irrealistas para si mesmo ou se compare aos outros, perdendo a sua motivação. Para evitar que esses problemas influenciem seu hábito, tome duas medidas.

O primeiro passo é aprender sobre os objetivos realistas específicos do que você está fazendo. Defina seus objetivos de acordo com essa informação e evite presumir que você alcançará coisas improváveis. Se você se sair melhor do que o esperado, ótimo. Se não, você já não esperava mais mesmo, então isso não vai arruinar a sua determinação.

Por exemplo, um iniciante na musculação pode se achar capaz de levantar 91 kg em seis meses. No entanto, uma pesquisa rápida sobre metas de exercício realistas mostra que um homem comum precisa de até dois anos de treinamento para poder levantar 1.2X o seu peso corporal[81].

Quando o iniciante irrealista percebe que ainda está longe de alcançar seu objetivo, ele pode se sentir tentado a desistir. Afinal, em sua mente, ele falhou e desperdiçou seis meses de sua vida – apesar de ter feito grandes progressos em consonância com o que ele poderia ter feito realisticamente durante esse tempo.

Sempre que começar a aprender um novo esporte, veja quais objetivos você pode definir para si mesmo e eduque-se sobre a realidade deles.

A maioria dos esportes parece muito mais fácil enquanto você está observando do que quando você experimenta. Isso ocorre porque as pessoas com muita experiência tendem a fazer as coisas parecerem mais fáceis, mas é apenas porque fizeram os mesmos movimentos repetidamente por muitos anos. É precisamente a experiência que faz com que pareça fácil, e não o esporte em si.

Infelizmente, isso facilita a superestimação do tempo que vai levar para dominar tais atividades. Lembre-se disso e encontre metas adequadas aos iniciantes para que você não fique frustrado.

O segundo passo – evitar comparações com os outros – está relacionado às pessoas experientes. Torne-se mais consciente das suas habilidades e dos seus limites e, em seguida, julgue seu desempenho apenas em relação a isso, não a outras pessoas. Em outras palavras, se você achar que está no seu limite, não faz sentido se culpar por não ser tão bom quanto os outros. Enquanto estiver se aventurando fora da sua zona de conforto para crescer e progredir, isso é tudo o que importa.

Na escalada, as rotas podem ser feitas de várias maneiras. Um homem de 1,86 de altura consegue alcançar facilmente uma agarra que uma mulher de

1,67 que não conseguiria sem antes encontrar outro ponto de apoio para chegar até essa agarra.

Por que ela se condenaria por não conseguir fazer a mesma rota que ele se ela tem um conjunto completamente diferente de vantagens e desvantagens ao escalar? Contanto que ela faça tudo o que puder para escalar a rota, é ridículo perder a motivação porque um homem muito mais alto passou pelo trajeto sem problemas.

Concentre-se em si mesmo, suas habilidades e seus limites, e deixe os outros fazerem o que quiserem.

Coloque um fim na autocrítica

As dúvidas e a autocrítica podem desencorajá-lo de tentar fazer mudanças em sua vida pelo medo de falhar ou fazer papel de bobo. Felizmente, você pode consertar esses problemas, pois nem a autodúvida nem a autocrítica são sentenças eternas que o impedirão para sempre de se melhorar através do exercício físico.

Os três motivos mais comuns para a autocrítica quando se pensa em exercícios são:

1. Pessimismo

A inatividade física a longo prazo pode levar a pensamentos como "Quem eu estou enganando? Nunca mais conseguirei me exercitar". Isso não passa de um pessimismo reforçado por anos de tentativas malsucedidas ou intenções que nunca viraram ações.

Por mais que eu quisesse dar a você uma fórmula infalível para resolver esse problema, o pessimismo nunca desaparece do dia para a noite e requer prática consistente, autoconsciência e vontade de mudar para desenvolver uma perspectiva mais positiva.

No entanto, algumas coisas podem ajudar:

a. Apoio

Se as pessoas ao seu redor forem pessimistas, elas não ajudarão você a consertar sua atitude negativa. Se, por outro lado, você puder encontrar apoio em pessoas próximas a você e estar aberto à sua influência positiva, elas o ajudarão a escapar da armadilha do pessimismo.

b. Gratidão

Expressar pensamentos de gratidão diariamente, especialmente com relação à sua saúde e boa forma, ajudará você a superar a camada de pessimismo.

Quando começar a se exercitar, você pode sentir gratidão por conseguir fazer uma caminhada de 30 minutos sem se esforçar para recuperar o fôlego ou dar cinco voltas na piscina sem interrupção. Esses pensamentos positivos – em vez de se condenar por ser tão fraco – o ajudarão a associar o exercício ao bem-estar em vez do sentimento de culpa por ter se deixado de lado durante os últimos anos.

c. Ambiente e hábitos positivos

Além de se cercar de pessoas positivas, elimine todos os tipos de estímulos negativos do seu ambiente. Por exemplo, eu não leio notícias nem visito nenhum site cujo único objetivo é fazer eu me sentir negativo. Eu também fico longe de comportamentos e hábitos negativos como reclamação, preocupação, vitimismo, etc.

Você provavelmente está ciente de que sites, lugares, hábitos e outros estímulos fazem você se sentir negativo. Pode ser um site de notícias, uma revista de boa forma que diz que você nunca está magro o suficiente, seu hábito de se preocupar ou de se queixar, ou uma academia da sua cidade na qual os recém-chegados são recebidos com ceticismo. Se houver alguma alternativa positiva, encontre-a.

Certifique-se de que as coisas à sua volta elevem o seu astral ao invés de deixá-lo para baixo. Todas essas pequenas mudanças, quando combinadas, farão você abandonar a negatividade para se concentrar no lado positivo da vida, ajudando a introduzir um hábito de exercícios em sua vida (o que desenvolverá ainda mais o seu otimismo).

2. Baixa autoeficácia

A autoeficácia se refere à crença em suas habilidades de ter sucesso em uma situação específica[82]. Você pode ter alta autoeficácia para, digamos, tricotar e baixa autoeficácia para se exercitar. Enquanto sua crença na sua capacidade de se exercitar for baixa, será difícil persistir quando confrontado com obstáculos. Será complicado manter sua rotina, e suas realizações serão limitadas.

No meu livro, *Confidence: How to Overcome Your Limiting Beliefs and Achieve Your Goals*, falo sobre o efeito Galatéa[83], um tipo de profecia autorrealizável que faz sua autoexpectativa determinar em grande parte o seu desempenho.

Se você tiver uma alta autoexpectativa, você desfrutará de alto desempenho. Se você não esperar muito de si mesmo, sua performance sofrerá, o que provavelmente levará a uma diminuição da motivação e a falhas.

No livro citado, eu me aprofundo na ciência e nos conselhos práticos para o desenvolvimento da autoeficácia. Para os propósitos deste livro, o conselho mais crucial para desenvolver a autoeficácia é garantir pequenas vitórias.

A estratégia de estabelecer pequenos objetivos e alcançá-los, enquanto tenta superar os limites constantemente, ajudará você a desenvolver mais crenças em si mesmo, o que levará a um melhor desempenho e menos sentimentos de autocrítica e desânimo.

Quanto menores e mais fáceis os objetivos iniciais, mais chances de você continuar com a sua rotina até que ela se torne uma máquina bem lubrificada.

Por exemplo, se você quer nadar, mas tem medo de começar a se afogar e passar vergonha, comece praticando em uma piscina rasa primeiro. Lembre-se da sensação de nadar (caso já saiba, mas não pratique há muito tempo) e, a cada treino subsequente, tente encontrar algo mais desafiador para tentar.

Durante as primeiras semanas, não experimente nada que tenha uma grande chance de dar errado, pois pode diminuir a sua autoeficácia. Após uma série de pequenas vitórias, você estará menos suscetível ao desânimo causado por uma falha.

Caso não saiba mesmo nadar, procure um instrutor ou participe de aulas de natação para iniciantes. O professor certo está ciente de que a água pode fazer com que as pessoas se sintam inseguras e excessivamente nervosas e o guiará pela mão a fim de desenvolver sua pequena autoeficácia passo a passo.

Se achar que ainda não está pronto para as aulas, acostume-se com a piscina simplesmente entrando na água. Use uma prancha e outros itens que ajudam a flutuar para reduzir seu medo, acostumando-se gradualmente com a água. Se você continuar com essa rotina por algumas semanas, seu medo acabará diminuindo, possibilitando as aulas de natação.

3. Baixa autoestima

A baixa autoestima é diferente da autoeficácia porque, enquanto a autoeficácia se refere a crenças específicas sobre suas habilidades, a autoestima se relaciona com sua avaliação geral de si mesmo. Um sinônimo mais contundente da palavra "autoestima" é "auto-respeito" porque é a isso que se resume no final – a baixa autoestima significa que você tem pouco respeito por si mesmo.

Como você pode cuidar do seu corpo se você se importa tão pouco com todo o seu ser? Algumas tendências comuns de pessoas com baixa autoestima incluem:

- criticar-se por tudo. A autocrítica torna a introdução de qualquer novo hábito desafiadora, pois você fica com raiva de si mesmo por ser tão [preencha o espaço em branco].

- hipersensibilidade à crítica e vontade excessiva de agradar aos outros. Caso tenha amigos que não sejam fisicamente ativos, eles tentarão fazer você desistir do seu objetivo de ficar mais em forma e provavelmente alcançarão esse objetivo se você não conseguir lidar com as críticas das pessoas.

- indecisão crônica, medo de falhas e/ou erros e perfeccionismo. Tudo isso paralisará você ao tentar introduzir o hábito do exercício físico.

Você quer se transformar em uma pessoa com uma autoestima elevada? Conheça seus padrões de pensamento, comportamentos e hábitos atuais, e remodele-os um a um para se assemelhar à pessoa que você deseja se tornar.

No passado, eu também sofria de baixa autoestima. Para mim, foi um longo processo de autodescoberta e mudança de toda a minha identidade, um pouco de cada vez.

As primeiras tentativas de exercício (enquanto eu ainda achava que era um fracasso nessa área, porque sempre fui um dos piores alunos nas minhas aulas educação física), as primeiras tentativas de pensar de forma mais positiva (enquanto eu ainda estava acostumado a reclamar todas as horas do dia e a ter pensamentos suicidas) e as primeiras tentativas de exibir um comportamento mais confiante (enquanto eu ainda ficava paralisado de medo entre estranhos, particularmente mulheres) foram os tijolos que usei para construir toda a minha nova base.

Eu não consigo resumir minha história em alguns parágrafos, e seria um desserviço a você simplificá-la.

De todas as pessoas com baixa autoestima que conheci, cada uma teve que trilhar sua própria jornada de autodescoberta. Essas jornadas geralmente levaram anos até se tornarem bem estabelecidas na mente. O que cada pessoa tinha em comum, porém, é que ela deu o primeiro passo – apesar do medo, da autocrítica, do perfeccionismo, da indecisão e do ressentimento.

A PNL (uma abordagem para a comunicação e o desenvolvimento pessoal) – particularmente os livros de Tony Robbins, *Poder sem Limites* e *Desperte Seu Gigante Interior* – contém inúmeras técnicas poderosas para a auto-mudança que vão muito além do escopo deste livro e o ajudarão na sua jornada para uma autoestima elevada.

Lidando com as estações

Se você mora em um lugar com estações definidas, as duras condições do inverno podem desencorajar o exercício.

Eu paro de andar de bicicleta no outono e no inverno, porque não gosto de fazer isso no frio. No calor, ando de bicicleta pelo menos 2 a 3 vezes por semana. Consequentemente, durante metade do ano, há muito tempo de exercício perdido devido ao clima.

Então, acabo mudando para atividades físicas em ambientes fechados. Posso passar mais tempo na academia de escalada, nadar mais e jogar mais tênis em quadras cobertas. Se o tempo estiver bom, eu ainda gosto de me exercitar ao ar livre (longas caminhadas ainda podem ser agradáveis mesmo que esteja frio), mas não é mais a principal fonte de atividade física para mim.

Se você começar a se exercitar, digamos, em abril, e em junho parar de andar de bicicleta devido ao clima, haveria uma grande chance de perder seu novo hábito. Três a seis meses de atividade física reduzida é muito, mesmo para uma pessoa que tenha um forte hábito de se exercitar.

Ao considerar quais esportes praticar, não se esqueça de ter pelo menos um esporte que possa ser feito em áreas internas (e não, xadrez não conta). Mas isso não significa que você tenha que praticá-lo em áreas internas durante o verão – jogar tênis ao ar livre em um dia quente e ensolarado é sempre melhor do que fazer isso em uma quadra coberta. Os benefícios do exercício físico não estão apenas no exercício em si, mas também no brilho do sol em um dia bonito, sempre que possível.

OUTRAS QUESTÕES RELACIONADAS AO EXERCÍCIO: RECAPITULANDO

1. As outras pessoas podem ajudar ou acabar com as suas resoluções, mas apenas se você permitir. Se houver um amigo ou membro da família que não o apoie, que o critique ou faça piadas com você por tentar mudar os seus hábitos, reaja a essa influência negativa com amigos positivos e que o apoiem.

Se não tiver amigos que possam apoiá-lo, escolha um esporte que geralmente seja praticado com outras pessoas. Essa é uma maneira bem fácil de conhecer outras pessoas que apoiarão você.

Alternativamente, procure apoio online. Frequentar fóruns ou redes sociais repletas de pessoas interessadas em boa forma dará a você inúmeras oportunidades de receber conselhos, inspiração e, possivelmente, desenvolver novas amizades.

2. Definir expectativas irrealistas dificultará as suas novas resoluções. Sempre que iniciar um novo esporte, descubra os objetivos realistas que você pode alcançar e evite cair na armadilha de pensar que você é especial e superará a média. Se você fizer isso,

ótimo. Do contrário, isso não deve impedi-lo de se exercitar apenas porque você não conseguiu alcançar algo que poucas pessoas conseguem fazer.

Para evitar se comparar com os outros, concentre-se em suas habilidades e seus limites. Enquanto estiver se esforçando para sair da sua própria zona de conforto e fazer tudo o que puder para melhorar, você estará no caminho certo.

Não se esqueça de que se comparar com outras pessoas que têm diferentes corpos, habilidades, experiências passadas com esportes, etc., faz pouco sentido, pois existem muitas variáveis que influenciam o desempenho.

3. O pessimismo, a baixa autoeficácia e a baixa autoestima podem torná-lo propenso à autocrítica.

Se quiser lidar com o pessimismo, considere prestar mais atenção às pessoas, hábitos, comportamentos e lugares à sua volta, além de expressar mais gratidão em sua vida.

Para desenvolver a autoeficácia para se exercitar, concentre-se em alcançar pequenas vitórias que, de forma lenta e gradual, desenvolvam as suas crenças e o ajudem a diminuir a resistência para enfrentar desafios maiores.

Lidar com a baixa autoestima geralmente leva alguns longos anos. No entanto, o primeiro passo é sempre o mesmo – tudo começa com fazer o que uma pessoa com alta autoestima faria, apesar de toda a sua apreensão. Remodelar suas respostas de sempre, seus hábitos, padrões de pensamento e comportamentos o ajudará a desenvolver uma maior conscientização sobre as tendências de redução da autoestima que você cultiva na sua vida, para que você possa eliminá-las.

4. Se você mora em um lugar com invernos frios que dificultam ou impossibilitam o exercício ao ar livre, não se esqueça de ter pelo menos uma opção para se exercitar em ambientes fechados. Não cometa o erro de se exercitar na primavera, no verão e no outono e então pegar leve durante o inverno, pois é quase garantido que você não conseguirá voltar ao seu antigo hábito quando a próxima estação chegar.

Epílogo

Para a maioria das pessoas, é preciso algumas tentativas até estabelecer o hábito permanente de se exercitar. Você terá que tentar alguns esportes diferentes, se desencorajar algumas vezes e continuar descobrindo as coisas até encontrar uma rotina que funcione para você. Talvez você também precise corrigir alguns dos seus pensamentos ou comportamentos e agir apesar da indecisão ou do perfeccionismo.

No entanto, tudo valerá muito a pena. Um forte hábito de exercícios não só proporcionará a você uma miríade de benefícios para a saúde, mas também aumentará a qualidade da sua vida em geral. Você se sentirá mais feliz, mais produtivo e menos propenso a emoções negativas.

Sem dúvida, o exercício físico pode mudar a sua vida – assim como mudou a minha. Tenha certeza de que poucas mudanças na sua vida, caso necessário, o recompensarão com benefícios maiores benefícios do que se exercitar de forma consistente e usar o seu corpo em tantas maneiras (divertidas) quanto possível.

Como lembrete final – ou uma mensagem para levar com você, se preferir – aqui estão as cinco diretrizes mais importantes a fim de introduzir mais atividades físicas em sua vida e mantê-las:

1. As razões superficiais para o exercício (melhorar a aparência, status, etc.) podem ajudar a motivar você, mas a principal maneira de manter sua motivação elevada a longo prazo é se exercitar porque isso aumenta a qualidade da sua vida. As razões intrínsecas para o exercício – auto-aperfeiçoamento, prazer, desafio e autoexpressão – sempre o levarão mais longe do que querer ter um corpo legal.

2. Não subestime o poder da diversão, porque, a longo prazo, é a única maneira de se exercitar o suficiente toda semana e ainda ficar na expectativa dos futuros treinos.

As aulas chatas de aeróbica, os esportes que não se encaixam nas suas qualidades e preferências e os exercícios que você faz só porque você "deve fazer" são inúteis para a devida formação de hábitos.

Comece a sua jornada de exercícios descobrindo o que o motiva e o faz querer ser bom – ao mesmo tempo em que se diverte, sem se matar em uma atividade que você odeia cada segundo.

3. Você não está economizando tempo ao não se exercitar. O que você está fazendo é uma troca ruim economizando, digamos, 30 minutos por dia apenas para perder uma hora adicional de produtividade e aumentar o risco de problemas de saúde que consomem tempo. Criar desculpas para não se exercitar devido à falta de tempo é também uma decisão – uma decisão de dizer não à sua saúde e sofrer as consequências mais tarde.

4. A recuperação e a abordagem inteligente ao exercício em geral são partes cruciais da rotina de quem que se dedica à atividade física algumas vezes por semana. Não espere ter sempre muita energia e viver uma vida livre de dor se você negligenciar o aquecimento, se não dormir o suficiente, se não tiver uma alimentação saudável, não prestar atenção à técnica adequada durante o exercício e se não der ao seu corpo outras chances de se recarregar.

5. Não esquente a cabeça. Se associar o exercício a algo difícil de realizar, você sempre pensará nele em termos de força de vontade e autodisciplina. Em vez disso, tire a ideia de "obrigação" dos seus exercícios e torne a atividade uma brincadeira, autodescoberta e autoexpressão.

Por fim, mas definitivamente não menos importante, lembre-se de que meu livro só pode lhe dar algumas ferramentas e diretrizes sobre como começar a se exercitar. A segunda parte da equação – você agindo a respeito – é a única coisa que pode mudar a sua vida.

No passado, eu costumava ler dezenas de livros apenas para terminar um e começar o próximo, sem consideração pelos conselhos práticos recomendados pelo autor no livro. Foi só quando troquei meu *modus operandi* para agir de acordo com os conselhos dados é que os livros de não ficção, artigos e outros recursos de todos os tipos começaram a funcionar para mim.

Esse livro funcionará para você? A resposta agora está em suas mãos.

Inscreva-se em minha newsletter

Eu gostaria de manter contato com você. Inscreva-se em minha newsletter e você saberá sobre meus novos lançamentos, receberá artigos gratuitos, poderá concorrer a prêmios e receberá outros e-mails valiosos de mim.

Aqui está o link para você se inscrever:
http://www.profoundselfimprovement.com/ptnews

Você pode ajudar?

Eu adoraria saber sua opinião sobre meu livro. No mundo editorial, poucas coisas valem mais do que resenhas honestas de uma grande variedade de leitores.

Sua avaliação vai ajudar outros leitores a descobrir se meu livro é para eles. Também vai me ajudar a alcançar mais leitores pelo aumento da visibilidade do meu livro.

Sobre Martin Meadows

Martin Meadows é o pseudônimo de um autor que dedicou sua vida ao crescimento pessoal. Ele constantemente se reinventa ao fazer mudanças drásticas em sua vida.

Ao longo dos anos, ele: jejuou regularmente por mais de 40 horas, aprendeu sozinho 2 idiomas, perdeu mais de 13 kg em 12 semanas, dirigiu vários negócios em diversas áreas, tomou banhos super gelados, viveu em uma pequena ilha tropical estrangeira por vários meses e escreveu em um mês contos equivalentes a um romance de 400 páginas.

No entanto, autotortura não é sua paixão. Martin gosta de testar seus limites para descobrir até onde vai sua zona de conforto.

Suas descobertas (baseadas tanto em suas experiências pessoais quanto em estudos científicos) o ajudam a melhorar sua vida. Se você está interessado em superar seus limites e aprender a como se tornar a melhor versão de si mesmo, você vai adorar a obra de Martin.

Aqui é onde você pode encontrar seus livros:

http://www.profoundselfimprovement.com/ptmartin

[1] Oaten, M.; Cheng, K. (2006); "Longitudinal gains in self-regulation from regular physical exercise." *British Journal of Health Psychology* 11 (4): 717–733. DOI: 10.1348/135910706X96481.

[2] Summary Health Statistics: National Health Interview Survey (2014); "Table A-14a. Age-adjusted percent distributions (with standard errors) of participation in leisure-time aerobic and muscle-strengthening activities that meet the 2008 federal physical activity guidelines among adults aged 18 and over, by selected characteristics: United States, 2014."

[3] Rye, J. A.; Rye, S. L.; Tessaro, I.; Coffindaffer, J. (2009); "Perceived barriers to physical activity according to stage of change and body mass index in the west Virginia Wisewoman population." *Women's Health Issues* 19 (2): 126–134. DOI: 10.1016/j.whi.2009.01.003.

[4] *Ryan, R. M.; Deci, E. L. (2000). "Self-determination theory and the facilitation of intrinsic motivation, social development, and well-being". American Psychologist 55 (1): 68–78. DOI: 10.1037/0003-066X.55.1.68.*

[5] Gagné, M.; Deci, E. L. (2005) "Self-determination theory and work motivation." *Journal of Organizational Behavior* 26 (4): 331–362. DOI: 10.1002/job.322

[6] Cho, Y. J.; Perry, J. L. (2012) "Intrinsic Motivation and Employee Attitudes: Role of Managerial Trustworthiness, Goal Directedness, and Extrinsic Reward Expectancy." *Review of Public Personnel Administration* 32 (4): 382–406. DOI: 10.1177/0734371X11421495

[7] Crane, M. M.; Tate, D. F.; Finkelstein, E. A.; Linnan, L. A. (2012); "Motivation for Participating in a Weight Loss Program and Financial Incentives: An Analysis from a Randomized Trial". *Journal of Obesity* 2012: 290589. DOI: 10.1155/2012/290589.

[8] *Ryan, R. M.; Deci, E. L. (2000). "Self-determination theory and the facilitation of intrinsic motivation, social development, and well-being". American Psychologist 55 (1): 68–78. DOI: 10.1037/0003-066X.55.1.68.*

[9] Ryan, R. M.; Frederick, C. M.; Lepes, D.; Rubio, N.; Sheldon, K. M. (1997); "Intrinsic Motivation and Exercise Adherence." *International Journal of Sport Psychology* 28: 335–354.

[10] Grant, A. (2013). *Give and Take: A Revolutionary Approach to Success*. Viking Press.

[11] Grant, A. M., & Berg, J. M. (2011). Prosocial motivation at work: When, why, and how making a difference makes a difference. In K. Cameron & G. Spreitzer (Eds.), *The Oxford Handbook of Positive Organizational Scholarship*. New York: Oxford University Press.

[12] Uysal, M.; Jurowski, C. (1994). "Testing the push and pull factors". *Annals of Tourism Research* 21 (4): 844–846. DOI: 10.1016/0160-7383(94)90091-4.

[13] Irwin, B. C.; Scorniaenchi, J.; Kerr, N. L.; Eisenmann, J. C.; Feltz, D. L. (2012); "Aerobic exercise is promoted when individual performance affects the group: a test of the Kohler motivation gain effect." *Annals of Behavioral Medicine: a Publication of the Society of Behavioral Medicine* 44 (2): 151–9. DOI: 10.1007/s12160-012-9367-4.

[14] Feltz, D. L.; Irwin, B. C.; Kerr, N. (2012); "Two-player partnered exergame for obesity prevention: using discrepancy in players' abilities as a strategy to motivate physical activity." *Journal of Diabetes Science and Technology* 6 (4): 820–7. DOI: 10.1177/193229681200600413.

[15] Duhigg, C. (2012). *The Power of Habit: Why We Do What We Do, and How to Change*. Cornerstone Digital.

[16] Clear, J. The 3 R's of Habit Change: How To Start New Habits That Actually Stick. Retrieved December 10, 2015, from http://jamesclear.com/three-steps-habit-change

[17] Babauta, L. The Four Habits that Form Habits. Retrieved December 10, 2015, from http://zenhabits.net/habitses/

[18] Booth, F. W., Roberts, C. K., Laye, M. J. (2012); "Lack of exercise is a major cause of chronic diseases." *Comprehensive Physiology* 2 (2): 1143–211. DOI: 10.1002/cphy.c110025.

[19] I-Min, L.; Shiroma, E. J.; Lobelo, F.; Puska, P.; Blair, S. N.; Katzmarzyk, P. T. (2012); "Effect of physical inactivity on

major non-communicable diseases worldwide: an analysis of burden of disease and life expectancy." *The Lancet*. Published online July 18 2012. DOI: 10.1016/S0140-6736(12)61031-9.

[20] Ekelund, U. et al (2015); "Activity and all-cause mortality across levels of overall and abdominal adiposity in European men and women: the European Prospective Investigation into Cancer and Nutrition Study (EPIC)." *American Journal of Clinical Nutrition* 101 (3): 613–621. DOI: 10.3945/ajcn.114.100065

[21] Health.gov, Physical Activity Guidelines, Retrieved December 15, 2015, from http://health.gov/paguidelines/guidelines/adults.aspx

[22] Craft, L. L; Perna, F. M. (2004); "The benefits of exercise for the clinically depressed." *Primary Care Companion to the Journal of Clinical Psychiatry* 6 (3): 104–111.

[23] Broman-Fulks, J. J.; Berman, M. E.; Rabian, B. A.; Webster M. J. (2004); "Effects of aerobic exercise on anxiety sensitivity." *Behaviour Research and Therapy* 42 (2): 125–136. DOI: 10.1016/S0005-7967(03)00103-7.

[24] Carek, P. J.; Laibstain, S. E.; Carek, S. M. (2011); "Exercise for the treatment of depression and anxiety." *International Journal of Psychiatry in Medicine* 41 (1): 15–28. DOI: 10.2190/PM.41.1.c.

[25] Elavsky, S. (2010); "Longitudinal examination of the exercise and self-esteem model in middle-aged women." *Journal of Sport & Exercise Psychology* 32 (6): 862–80.

[26] Pretty, J., Peacock, J., Sellens, M., Griffin, M. (2005); "The mental and physical health outcomes of green exercise." *International Journal of Environmental Health Research* 15 (5): 319–37. DOI: 10.1080/09603120500155963.

[27] Griffin, É. W.; Mullally, S.; Foley, C.; Warmington, S. A.; O'Mara S. M.; Kelly A. M. (2011); "Aerobic exercise improves hippocampal function and increases BDNF in the serum of young adult males." *Physiology and Behavior* 104 (5): 934–41. DOI: 10.1016/j.physbeh.2011.06.005.

[28] Intlekofer, K. A.; Cotman, C. W. (2013); "Exercise counteracts declining hippocampal function in aging and Alzheimer's disease." *Neurobiology of disease* 57: 47–55. DOI: 10.1016/j.nbd.2012.06.011.

[29] von Thiele Schwarz, U.; Hasson, H. (2011); "Employee self-rated productivity and objective organizational production levels: effects of worksite health interventions involving reduced work hours and physical exercise." *Journal of Occupational and Environmental Medicine* 53 (8): 838–44. DOI: 10.1097/JOM.0b013e31822589c2.

[30] Puetz, T. W.; Flowers, S. S.; O'Connor, P. J. (2008); "A randomized controlled trial of the effect of aerobic exercise training on feelings of energy and fatigue in sedentary young adults with persistent fatigue." *Psychotherapy and Psychosomatics* 77 (3): 167–74. DOI: 10.1159/000116610.

[31] Steinberg, H.; Sykes, E. A.; Moss, T.; Lowery, S.; LeBoutillier, N.; Dewey, A. (1997); "Exercise enhances creativity independently of mood." *British Journal of Sports Medicine* 31: 240–245. DOI: 10.1136/bjsm.31.3.240.

[32] Youngstedt, S. D. (2005); "Effects of exercise on sleep." *Clinics in sports medicine* 24 (2): 355–65. DOI: 10.1016/j.csm.2004.12.003.

[33] Gonzalez, J. T.; Veaseya, R. C.; Rumbold, P. L. S.; Stevenson, E. J. (2013); "Breakfast and exercise contingently affect postprandial metabolism and energy balance in physically active males." *British Journal of Nutrition* 110 (4): 721–732. DOI: 10.1017/S0007114512005582.

[34] Ariyoshi, M. et al. (1996); "Efficacy of aquatic exercises for patients with low-back pain." *The Kurume Medical Journal* 46 (2): 91–96. DOI: 10.2739/kurumemedj.46.91

[35] Waller, B.; Lambeck, J.; Daly, D. (2009); "Therapeutic aquatic exercise in the treatment of low back pain: A systematic review." *Clinical Rehabilitation* 23 (1): 3–14. DOI: 10.1177/0269215508097856.

[36] Suzuki S. (2011), *Zen Mind, Beginner's Mind*, Shambhala Publications; Anv edition.

[37] Trapani, G. (2007, July 24). Jerry Seinfeld's Productivity Secret. Retrieved December 21, 2015, from http://lifehacker.com/281626/jerry-seinfelds-productivity-secret

[38] Johnson, F.; Wardle, J. (2011); "The association between weight loss and engagement with a web-based food and exercise diary in a commercial weight loss programme: a retrospective analysis." *International Journal of Behavioral Nutrition and Physical Activity* 8: 83. DOI: 10.1186/1479-5868-8-83.

[39] Karageorghis, C. I.; Priest, D. L. (2012); "Music in the exercise domain: a review and synthesis (Part I)." *International Review of Sport and Exercise Psychology* 5 (1): 44–66. DOI: 10.1080/1750984X.2011.631026.

[40] Arkes, H. R.; Blumer, C. (1985); "The psychology of sunk costs." *Organizational Behavior and Human Decision Processes* 35: 124–140. DOI: 10.1016/0749-5978(85)90049-4.

[41] Frappier, J.; Toupin, I.; Levy, J. L.; Aubertin-Leheudre, M.; Karelis, A. D. (2013); "Energy Expenditure during Sexual Activity in Young Healthy Couples." *PLOS ONE* 8 (10): e79342. DOI: 10.1371/journal.pone.0079342.

[42] Schoenfeld, B.; Contreras, B. (2013); "Is Postexercise Muscle Soreness a Valid Indicator of Muscular Adaptations?" *Strength & Conditioning Journal* 35 (5): 16–21. DOI: 10.1519/SSC.0b013e3182a61820.

[43] Cheatham, S. W.; Kolber, M. J.; Cain, M.; Lee, M. (2015); "The effects of self-myofascial release using a foam roll or roller massager on joint range of motion, muscle recovery, and performance: a systematic review." International Journal of Sports Physical Therapy 10 (6): 827–838. PMCID: PMC4637917.

[44] Beardsley, C.; Škarabot, J. (2015); "Effects of self-myofascial release: A systematic review." *Journal of Bodywork and Movement Therapies* 19 (4): 747–758. DOI: 10.1016/j.jbmt.2015.08.007.

[45] Pearcey, E.; Bradbury-Squires, D. J.; Kawamoto, J. E.; Drinkwater, E. J.; Behm, D. G., Button, D. C. (2015); "Foam Rolling for Delayed-Onset Muscle Soreness and Recovery of

Dynamic Performance Measures." *Journal of Athletic Training* 50 (1): 5–13. DOI: 10.4085/1062-6050-50.1.01.

[46] Hillbert, J. E.; Sforzo, G. A.; Swensen, T. (2003); "The effects of massage on delayed onset muscle soreness." *British Journal of Sports Medicine* 37: 72–75. DOI: 10.1136/bjsm.37.1.72.

[47] Zainuddin, Z.; Newton, M.; Sacco, P.; Nosaka, K. (2005); "Effects of Massage on Delayed-Onset Muscle Soreness, Swelling, and Recovery of Muscle Function." *Journal of Athletic Training* 40 (3): 174–180. PMCID: PMC1250256.

[48] Weerapong, P.; Hume, P.A.; Kolt, G. S. (2005); "The mechanisms of massage and effects on performance, muscle recovery and injury prevention." *Sports Medicine* 35 (3): 235–256. DOI: 10.2165/00007256-200535030-00004.

[49] Nelson, N. (2013); "Delayed onset muscle soreness: Is massage effective?" *Journal of bodywork and movement therapies* 17 (4): 475–482. DOI: 10.1016/j.jbmt.2013.03.002.

[50] Hurley, C. F.; Hatfield, D. L.; Riebe, D. A. (2013); "The effect of caffeine ingestion on delayed onset muscle soreness." *Journal of Strength and Conditioning Research* 27 (11): 3101–3109. DOI: 0.1519/JSC.0b013e3182a99477.

[51] Kraemer, W. J. et al (2006); "The effects of amino acid supplementation on hormonal responses to resistance training overreaching." *Metabolism* 55 (3): 282–291. DOI/10.1016/j.metabol.2005.08.023

[52] Shimomura, J. et al (2010); "Branched-chain amino acid supplementation before squat exercise and delayed-onset muscle soreness." *International Journal Of Sport Nutrition And Exercise Metabolism* 20 (3): 236–244. PMID: 20601741.

[53] Dekkers, J. C.; van Doornen, L. J.; Kemper, H. C. (1996); "The role of antioxidant vitamins and enzymes in the prevention of exercise-induced muscle damage." *Sports Medicine* 21 (3): 213–238. DOI: 10.2165/00007256-199621030-00005.

[54] Connolly, D. A.; McHugh, M. P.; Padilla-Zakour, O. I.; Carlson, L.; Sayers, S. P. (2006); "Efficacy of a tart cherry juice blend in preventing the symptoms of muscle damage." *British*

Journal of Sports Medicine 40 (8): 679–683. DOI: 10.1136/bjsm.2005.025429.

[55] Bowtell, J. L.; Sumners, D. P.; Dyer, A.; Fox, P.; Mileva, K. N. (2011); "Montmorency cherry juice reduces muscle damage caused by intensive strength exercise." *Medicine and Science in Sports and Exercise* 43 (8): 1544–51. DOI: 10.1249/MSS.0b013e31820e5adc.

[56] Howatson, G.; McHugh, M. P.; Hill, J. A.; Brouner, J.; Jewell, A. P.; van Someren, K. A.; Shave, R. E.; Howatson, S. A. (2010); "Influence of tart cherry juice on indices of recovery following marathon running." *Scandinavian Journal of Medicine and Science in Sports* 20 (6): 843–52. DOI: 10.1111/j.1600-0838.2009.01005.x.

[57] Kuehl, K. S.; Perrier, E. T.; Elliot, D. L.; Chesnutt, J. C. (2010); "Efficacy of tart cherry juice in reducing muscle pain during running: a randomized controlled trial." *Journal of the International Society of Sports Nutrition* 7 (7): 17. DOI: 10.1186/1550-2783-7-17.

[58] Woods, K.; Bishop, P.; Jones, E. (2007); "Warm-up and stretching in the prevention of muscular injury." *Sports Medicine* 37 (12): 1089–99. DOI: 10.2165/00007256-200838100-00006.

[59] Fradkin, A. J.; Zazryn, T. R.; Smoliga, J. M. (2010); "Effects of warming-up on physical performance: a systematic review with meta-analysis." *Journal of Strength and Conditioning Research* 24 (1): 140–148. DOI: 10.1519/JSC.0b013e3181c643a0.

[60] Gergley, J. C. (2013); "Acute effect of passive static stretching on lower-body strength in moderately trained men." *Journal of Strength and Conditioning Research* 27 (4): 973–977. DOI: 10.1519/JSC.0b013e318260b7ce.

[61] Simic, L.; Sarabon, N.; Markovic, G. (2013); "Does pre-exercise static stretching inhibit maximal muscular performance? A meta-analytical review." *Scandinavian Journal of Medicine & Science in Sports* 23 (2): 131–148. DOI: 10.1111/j.1600-0838.2012.01444.x.

[62] Herbert, R. D.; Noronha de M.; Kamper, S. J. (2011); "Stretching to prevent or reduce muscle soreness after exercise." *The Cochrane Database of Systematic Reviews* 6 (7): CD004577. DOI: 10.1002/14651858.

[63] Tsatsouline, P. (2008, December 18). Pavel: 80/20 Powerlifting and How to Add 110 Pounds to Your Lifts. Retrieved 2016, from http://www.fourhourworkweek.com/blog/2008/12/18/pavel-8020-powerlifting-and-how-to-add-110-pounds-to-your-lifts/.

[64] Herman, S. L.; Smith, D. T. (2008); "Four-Week Dynamic Stretching Warm-up Intervention Elicits Longer-Term Performance Benefits." *Journal of Strength & Conditioning Research* 22 (4): 1286–1297. DOI: 10.1519/JSC.0b013e318173da50.

[65] Khamwong, P.; Paungmali, A.; Pirunsan, U.; Joseph, L. (2015); "Prophylactic Effects of Sauna on Delayed-Onset Muscle Soreness of the Wrist Extensors." *Asian Journal of Sports Medicine* 6 (2): e25549. DOI: 10.5812/asjsm.6(2)2015.25549.

[66] MacMillan, A. (8 de abril de 2015). Do Saunas Help or Hurt Sore Muscles? Acesso em 4 de janeiro de 2016, http://www.outsideonline.com/1966201/do-saunas-help-or-hurt-sore-muscles

[67] Cohen, D. A.; Wang, W.; Wyatt, J. K.; Kronauer, R. E.; Dijk, D.; Czeisler, C. A.; Klerman, E. B. (2010); "Uncovering residual effects of chronic sleep loss on human performance." *Science Translational Medicine* 2 (14): 14ra3. DOI: 10.1126/scitranslmed.3000458.

[68] Lim, J.; Dinges, D. F. (2010); "A Meta-Analysis of the Impact of Short-Term Sleep Deprivation on Cognitive Variables." *Psychological Bulletin* 136 (3): 375–389. DOI: 10.1037/a0018883.

[69] Pilcher, J. J.; Huffcutt, A. I. (1996); "Effects of sleep deprivation on performance: a meta-analysis." *Sleep* 19 (4): 318–326.

[70] Halson, S. L. (2014); "Sleep in Elite Athletes and Nutritional Interventions to Enhance Sleep." *Sports Medicine* 44 (1): 13–23. DOI: 10.1007/s40279-014-0147-0.

[71] Pejovic, S.; Basta, M.; Vgontzas, A. N.; Kritikou, I.; Shaffer, M. L.; Tsaoussoglou, M.; Stiffler, D.; Stefanakis, Z.; Bixler, E. O.; Chrousos, G. P. (2013); "Effects of recovery sleep after one work week of mild sleep restriction on interleukin-6 and cortisol secretion and daytime sleepiness and performance." *American Journal of Physiology – Endocrinology and Metabolism* 305 (7): E890-6. DOI: 10.1152/ajpendo.00301.2013.

[72] Lautenbacher, S.; Kundermann, B.; Krieg, J. C. (2006); "Sleep deprivation and pain perception." *Sleep Medicine Reviews* 10 (5): 357–369. DOI: 10.1016/j.smrv.2005.08.001.

[73] Koltyn, K. F. (2000); "Analgesia following exercise: a review." *Sports Medicine* 29 (2): 85–98. DOI: 10.2165/00007256-200029020-00002.

[74] Yamane, M.; Ohnishi, N.; Matsumoto, T. (2015); "Does Regular Post-exercise Cold Application Attenuate Trained Muscle Adaptation?" *International Journal of Sports Medicine* 36 (8): 647–653. DOI: 10.1055/s-0034-1398652.

[75] Glasgow, P. D.; Ferris, R.; Bleakley, C. M. (2013); "Cold water immersion in the management of delayed-onset muscle soreness: Is dose important? A randomised controlled trial." *Physical Therapy in Sport* 15 (4): 228–233. DOI: 10.1016/j.ptsp.2014.01.002.

[76] Despain, D. (30 de abril de 2015). A Recovery Ice Bath Isn't (Always) Such a Good Idea. Acesso em 31 de dezembro de 2015, http://www.outsideonline.com/1971446/recovery-ice-bath-isnt-always-such-good-idea

[77] Despain, D. (30 de abril de 2015). A Recovery Ice Bath Isn't (Always) Such a Good Idea. Acesso em 31 de dezembro de 2015, http://www.outsideonline.com/1971446/recovery-ice-bath-isnt-always-such-good-idea

[78] Lateef, F. (2010); "Post exercise ice water immersion: Is it a form of active recovery?" *Journal of Emergencies, Trauma and Shock* 3 (3): 302. DOI: 10.4103/0974-2700.66570.

[79] Despain, D. (30 de abril de 2015). A Recovery Ice Bath Isn't (Always) Such a Good Idea. Acesso em 31 de dezembro de 2015, http://www.outsideonline.com/1971446/recovery-ice-bath-isnt-always-such-good-idea

[80] Feruggia, J. (12 de novembro de 2011). Jason Ferruggia's Renegade Fitness. Acesso em 30 de dezembro de 2015, http://jasonferruggia.com/my-1-most-bestest-baddest-training-secret-ever/

[81] Berhkan, M. (17 de setembro de 2011). Fuckarounditis | Intermittent fasting diet for fat loss, muscle gain and health. Acesso em 6 de janeiro de 2016, http://www.leangains.com/2011/09/fuckarounditis.html

[82] Bandura, A. (1977); "Self-efficacy: Toward a unifying theory of behavioral change." *Psychological Review* 84 (2): 191–215. DOI: 10.1037/0033-295X.84.2.191.

[83] McNatt, D. B.; Judge, T. A. (2004); "Boundary Conditions of the Galatea Effect: A Field Experiment and Constructive Replication." *Academy of Management Journal* 47 (4): 550–565. DOI: 10.2307/20159601.

www.ingramcontent.com/pod-product-compliance
Lightning Source LLC
Chambersburg PA
CBHW051302250726
48656CB00004B/1429